现场流行病学
案例教程

第3版

主　编　许国章

副主编　陈　奕　方　挺　边国林

编　委（按姓氏笔画排序）

马　瑞（宁波市疾病预防控制中心）
王　齐（华中科技大学同济医学院）
王明斋（厦门市疾病预防控制中心）
方　挺（宁波大学医学部公共卫生学院）
叶莉霞（宁波市疾病预防控制中心）
边国林（宁波大学附属康宁医院）
许国章（宁波大学医学部公共卫生学院）
许佳颖（宁波市第二医院）
阮菁如（厦门市思明区疾病预防控制中心）
李巧方（宁波市北仑区疾病预防控制中心）
张　琰（宁波市疾病预防控制中心）
张栋梁（宁波市疾病预防控制中心）
陈　奕（宁波市疾病预防控制中心）
易　波（宁波市卫生健康委员会）
周东升（宁波大学附属康宁医院）
周绍英（宁波市疾病预防控制中心）
洪　航（宁波大学医学部公共卫生学院）
凌　锋（浙江省疾病预防控制中心）
蒋丹捷（宁波市疾病预防控制中心）
蒋希宏（大连金普新区疾病预防控制中心）

秘　书　顾晓敏（宁波市疾病预防控制中心）

人民卫生出版社

·北　京·

图书在版编目(CIP)数据

现场流行病学案例教程 / 许国章主编. -- 3 版.
北京 ：人民卫生出版社，2024. 11. -- ISBN 978-7-117-36711-0

Ⅰ. R18

中国国家版本馆 CIP 数据核字第 2024B6D565 号

人卫智网	www.ipmph.com	医学教育、学术、考试、健康， 购书智慧智能综合服务平台
人卫官网	www.pmph.com	人卫官方资讯发布平台

现场流行病学案例教程

Xianchang Liuxingbingxue Anli Jiaocheng

第 3 版

主　　编：许国章
出版发行：人民卫生出版社（中继线 010-59780011）
地　　址：北京市朝阳区潘家园南里 19 号
邮　　编：100021
E - mail：pmph @ pmph.com
购书热线：010-59787592　010-59787584　010-65264830
印　　刷：三河市宏达印刷有限公司
经　　销：新华书店
开　　本：787 × 1092　1/16　　印张：9
字　　数：219 千字
版　　次：2016 年 12 月第 1 版　　2024 年 11 月第 3 版
印　　次：2024 年 12 月第 1 次印刷
标准书号：ISBN 978-7-117-36711-0
定　　价：45.00 元
打击盗版举报电话：010-59787491　E-mail：WQ @ pmph.com
质量问题联系电话：010-59787234　E-mail：zhiliang @ pmph.com
数字融合服务电话：4001118166　E-mail：zengzhi @ pmph.com

前 言

现场流行病学是现代流行病学应用于疾病预防和控制实践，同时汲取管理学、实验科学、传播学、法律学、危机管理和信息技术等相关学科理论与方法而逐渐形成和发展起来的。案例教学法在中国现场流行病学培训项目中被广泛使用，为我国培养了很多公共卫生骨干。但国内可用于培训的成熟教学案例相对匮乏，成为目前现场流行病学骨干培训的掣肘之处。为此，我们在 2016 年组织编写了《现场流行病学案例教程》，并于 2021 年进行了再版修订。作为《现场流行病学》的配套教材，这本案例教程被广泛应用于高校教学和各地疾控骨干培训，得到了广大读者和使用单位的一致好评。

目前，国家对现场流行病学专业技术人员的专业素养和现场应对处置能力提出了更高的期望和要求。为给现场流行病学工作者提供更多的经典案例和工作参考，我们再次组织国内一线现场流行病学专家编写了新一版《现场流行病学案例教程》，旨在为现场流行病学教学提供更加鲜活的实践素材和更加开阔的视野思路，指导现场实践。

《现场流行病学案例教程》第 3 版继续秉持前两版的编写理念，遵循科学性、实用性、指导性并重的指导思想，结合《现场流行病学》的知识要点，以实例印证理论，以理论指导实践，既能拓宽相关专业在校本科生、研究生的专业视野，又能提高各级现场流行病学专业工作者的业务水平和应急能力，为各级现场流行病学培训项目的开展提供有益的参考。

本书共收录了国内近年来发生的病种相对典型、资料相对完整的 11 个案例，涵盖传染病暴发疫情、预防接种异常反应、食源性疾病、精神卫生等多个领域。这些案例的处置过程涉及流行病学、统计学、社会医学、管理学、卫生法学、新闻传播学等专业知识的应用，需要多部门协作与配合，动员社会力量参与，运用大众、媒体交流技巧，对现场流行病学专业技术人员在实际工作中应对突发公共卫生事件有较好的借鉴与参考价值。

书中各章案例在阐述过程中有不同的侧重点，如“一起菜豆食物中毒事件”一章，突出了食源性疾病处置流程和分析思路，指导读者在现场处置中应用队列研究的分析方法；“一起严重精神障碍患者所致肇事肇祸案件的现场调查处置”一章，通过对该事件的调查处置分析，突出严重精神障碍患者肇事肇祸事件相关部门的职责分工。希望广大读者能够注意抓住这些侧重点，有的放矢地学习和运用案例资料。

限于编者知识水平和能力，书中可能存有不当之处，恳请广大读者提出宝贵意见。

许国章

2024 年 10 月

目 录

第一章 一起丙型肝炎聚集性疫情

学习目的

1. 掌握聚集性疫情的调查步骤。
2. 熟悉现场流行病学调查表的制订。
3. 了解分析性流行病学研究技术。

第一部分 背 景

2019 年 7 月底，B 县疾病预防控制中心（简称疾控中心）接到 B 县人民医院报告，医院最近收治 3 例来自同一乡镇（T 镇）的丙型病毒性肝炎（简称丙型肝炎）病例。B 县疾控中心将该信息电话报告给 A 市疾控中心。接到疫情报告后，A 市疾控中心立即组成联合调查组，奔赴 B 县开展现场流行病学调查。

问题 1 调查组在出发去现场前，要做哪些方面的准备？

第二部分 现 场 调 查

一、B 县 T 镇基本情况

B 县位于沿海地区，共有 18 个镇（乡、街道），总人口 54 万人。T 镇位于 B 县东北，距离 B 县中心 14.6km，公交出行约 1h，驾车出行约 25min。由于交通、经济等因素，T 镇百姓习惯在当地就医。T 镇下辖 21 个行政村，其中镇政府所在的 E 村约有住户 700 户，人口 2 156 人。

二、既往病例报告分析

国家传染病网络直报系统报告显示，自 2013 年以来，A 市丙型肝炎报告发病率在（2.5～5.6）/10 万，近年来呈上升趋势。B 县丙型肝炎年平均报告发病率居全市各县（市）区第 5 位，2013—2018 年报告发病率波动在（3.1～6.4）/10 万，B 县共有 18 个乡镇（街道），各乡镇丙型肝炎报告发病率不平衡，以 T 镇最为显著。T 镇自 2005 年报告首例丙型肝炎病例以来，截至 2019 年 7 月 31 日，累计报告丙型肝炎病例 24 例（图 1-1）。T 镇在 2018 年之前，共报告丙型肝炎病例 5 例；2018 年报告丙型肝炎病例 7 例，2019 年 1—7 月报告 12 例，丙型肝炎报告发病率分别为 33.0/10 万和 56.6/10 万，居全县最高，占同期 B 县报告病例总数的 20.0% 和 40.0%。

问题 2　哪些因素会使某种传染性疾病的病例数突然增加？

问题 3　请设计一份丙型肝炎病例流行病学调查表。

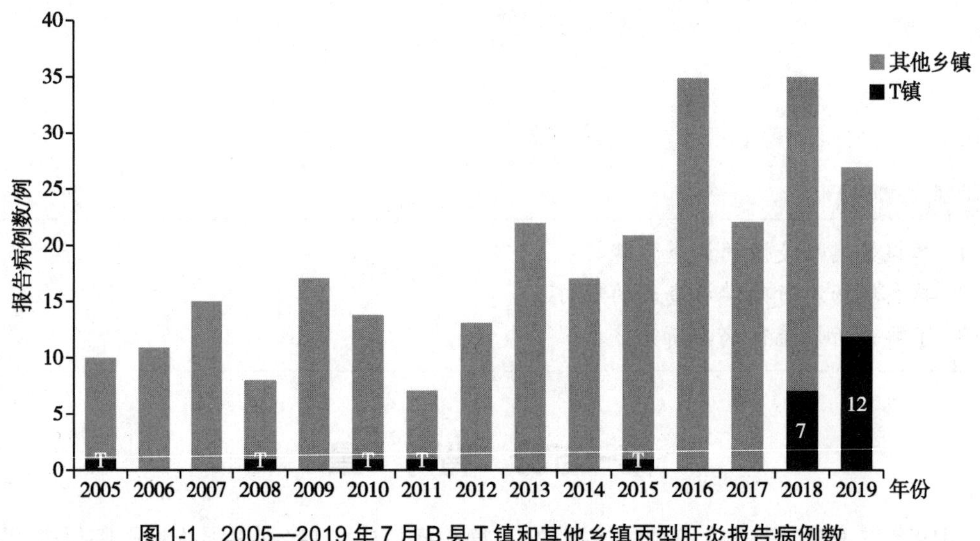

图 1-1　2005—2019 年 7 月 B 县 T 镇和其他乡镇丙型肝炎报告病例数

三、核实诊断

初步调查显示，病例主要临床表现为乏力、尿黄、腹胀。实验室检测结果显示，丙型肝炎病毒（hepatitis C virus，HCV）抗体（简称抗 -HCV）和丙型肝炎病毒核酸（hepatitis C virus-ribonucleic acid，HCV-RNA）均为阳性，肝功能异常。病例均集中在 T 镇 E 村，考虑可能为一起丙型肝炎聚集性疫情。

病例 1：2019 年 7 月，由于尿黄半个月入院就诊，筛查出抗 -HCV 阳性、HCV-RNA 阳性。该病例于 2018 年 8 月有抗 -HCV 阴性检测史，故推测此次感染暴露时间可能在 2018 年 8 月至 2019 年 7 月之间。据患者回忆，在此期间仅在当地个体医疗诊所有过注射治疗史。

病例 2：2019 年 7 月，由于关节炎入院就诊，筛查出抗 -HCV 阳性、HCV-RNA 阳性。该病例于 2018 年 10 月有抗 -HCV 阴性检测史，故推测此次感染暴露时间可能在 2018 年 10 月至 2019 年 7 月之间。据患者回忆，2019 年 5 月曾在本村及邻村多个个体医生 / 游医处进行注射、针灸、拔罐等治疗。

病例 3：2019 年 7 月，由于体检肝功能异常入院就诊，筛查出抗 -HCV 阳性、HCV-RNA 阳性。该病例于 2018 年 7 月有抗 -HCV 阴性检测史，故推测此次感染暴露时间可能在 2018 年 7 月至 2019 年 7 月之间。据患者回忆，在此期间仅在当地个体医疗诊所有过注射治疗史。

问题 4　丙型肝炎的诊断标准是什么？

问题 5　什么是聚集性疫情，调查步骤有哪些？

四、病例定义和病例搜索

本次调查的病例定义为 2018 年 1 月至 2019 年 7 月，B 县 T 镇常住居民首次检测抗 -HCV 阳性者。通过国家传染病网络直报系统报告的临床诊断病例和确诊病例搜索符合病例定义者，同时通过查阅 2018 年 1 月以来 B 县医疗卫生机构信息系统实验室化验单，搜索未报告到网络直报系统的抗 -HCV 阳性者，共计发现 19 例符合病例定义标准的病例。

问题 6　如何制订病例定义？

五、描述病例分布

2018 年 1 月至 2019 年 7 月 B 县 T 镇共报告 19 例丙型肝炎病例。报告时间主要集中在 2019 年 5—7 月，共报告 11 例，占 57.89%（图 1-2）。男性 9 例，女性 10 例，男女性别比为 1∶1.1。年龄分布上，最大年龄 72 岁，最小年龄 49 岁，平均年龄 63 岁。职业分布以工人 / 农民为主，占 73.7%。病例主要分布在 3 个行政村，以 E 村为主（15 例），占 78.9%。E 村 2018 年和 2019 年 1—7 月丙型肝炎报告发病率分别为 231.9/10 万（5/2 156×100 000）和 463.8/10 万（10/2 156×100 000）。

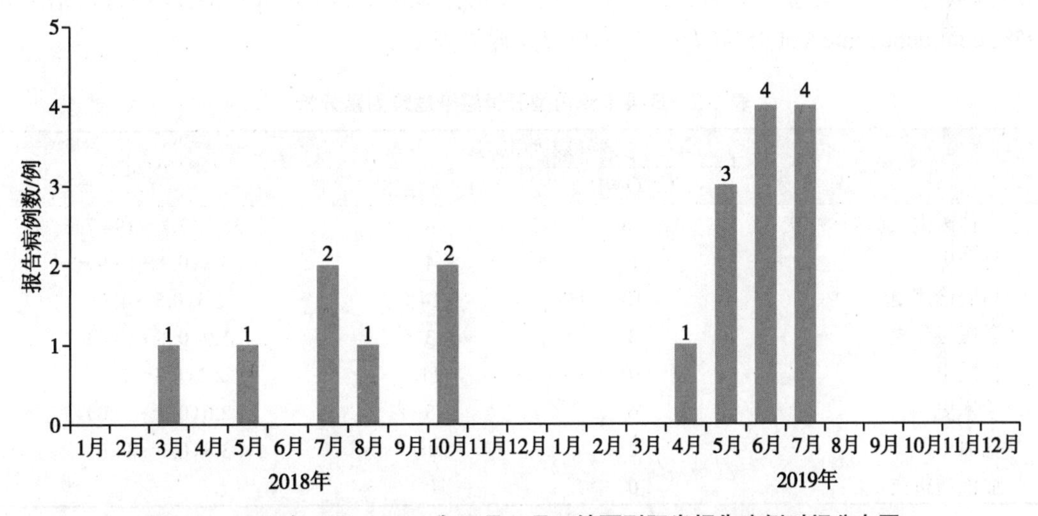

图 1-2　2018 年 1 月—2019 年 7 月 B 县 T 镇丙型肝炎报告病例时间分布图

六、流行因素调查与分析

个案调查结果显示，2018 年 1 月至 2019 年 7 月，B 县 T 镇报告的 19 例丙型肝炎病例中，多数病例出现乏力、尿黄、腹胀、肝功能异常等症状。实验室检测结果显示，所有病例抗 -HCV 和 HCV-RNA 均为阳性，丙型肝炎病毒基因型均为 6/6n 型。16 例有个体医生或游医诊疗史，占 84.21%。访谈结果显示，因路程较近、诊疗费用较低，T 镇居民经常去个体医生或游医处就诊。个体医生的营业地点大多数在医生家里，没有明显的广告和招牌，患者大多数为本村或邻村百姓，口碑靠百姓口口相传，具有一定的影响力。T 镇有多个个体医疗诊所开展诊疗服务，包括静脉注射、刮 / 挑砂、针灸等。游医无固定诊疗场所，每逢集市时间，会在街上设点为当地百姓提供修牙、拔牙等口腔诊疗。

七、分析流行病学调查

调查组对2018年1月—2019年7月B县T镇报告的19例丙型肝炎病例开展了病例对照研究，调查感染危险因素包括个体医生/游医诊疗史、针灸史、口腔诊疗史、住院史、手术史以及输血史等。丙型肝炎病例组19人，对照组33人。对照组和病例组性别与年龄分布差异无统计学意义，具有一定的可比性，详见表1-1。

表1-1 B县T镇丙型肝炎感染危险因素病例组和对照组人口学特征

项目	类别	病例数/人	对照数/人	χ^2	P
性别	男	9	15	0.018	0.894
	女	10	18		
年龄	40岁～	4	6	1.727	0.422
	60岁～	11	24		
	70岁～	4	3		

病例对照研究显示，与对照组相比，病例组在诊断前曾有个体医生/游医诊疗史这一暴露因素的丙型肝炎感染率显著高于对照组[比值比（odds ratio，*OR*）=38.7，95%可信区间（95% confidence intervol 95%*CI*）：7.7～194.7]，详见表1-2。

表1-2 B县T镇丙型肝炎感染危险因素分析

危险因素	暴露人数/人		*OR*（95%*CI*）
	病例（n=19）	对照（n=33）	
个体医生/游医诊疗史	16	4	38.7（7.7～194.7）
针灸史	6	4	3.3（0.8～13.9）
口腔诊疗史	10	14	1.5（0.5～4.7）
游医拔牙史	3	3	1.9（0.3～10.4）
住院史	10	11	2.2（0.7～7.1）
手术史	6	5	2.6（0.7～10.0）
输血史	2	1	3.8（0.3～44.6）
血液透析史	0	0	—

问题7 为什么用病例对照研究验证假设？

问题8 在这项病例对照研究中，需要特别关注哪些类型的偏倚？可以采取什么措施减少潜在偏倚？

第三部分 调查结论

流行病学调查显示，本次疫情为以T镇E村为中心局部发生的丙型肝炎聚集性疫情。根据流行病学调查和实验室检测结果推断，聚集性疫情的出现可能与个体医生/游医诊疗导致医源性感染有关。依据如下：①病例集中在E村3km范围内，报告时间集中；②所有病例抗-HCV和HCV-RNA均为阳性；③基因分型同为6/6n型；④病例对照研究显示，与对照组相比，病例组在诊断前曾有个体医生/游医诊疗史这一暴露因素的丙型肝炎感染率显著高于对照组。

问题 9　本次调查有哪些局限性?

第四部分　疫情波及范围及流行强度

1. T 镇目前发现的丙型肝炎病例主要通过医疗机构被动报告，尚未开展任何形式的扩大筛查和主动检测。自 2019 年 8 月调查后，仍陆续有新发现病例报告，从报告时间分布上看仍处于高峰期，报告病例数在一段时间内可能还会继续增加。

2. 流行病学调查结果显示，当地居民普遍接受个体医生 / 游医诊疗，推测当地不洁医疗行为的暴露人数可能远高于已发现病例数，该疫情波及范围及流行强度可能更高。

3. 小范围内的群体性发病，尤其是可能涉及医疗行为引起的聚集性疫情，易引起公众和媒体的广泛关注，引发舆情和群体性事件。

第五部分　对策及建议

1. 当地政府应高度关注，将此事件纳入重大风险管理，研究化解方案，妥善应对该事件造成的居民健康损害及可能引发的群体性事件。

2. 严厉打击非法行医，加强地区医疗机构医源性感染管理。立即启动以乡镇为单位的严厉打击非法行医行动，一经发现彻底取缔。

3. 建立当地丙型肝炎随访治疗网络，落实医保政策，规范随访治疗，最大限度降低丙型肝炎危害，减轻患者治疗负担。

4. 建立丙型肝炎监测系统，早期发现感染者。了解当地丙型肝炎流行现状，掌握疫情动态，并对新发病例开展深入流行病学调查。

5. 加大宣传教育覆盖面，提高丙型肝炎知晓率。村委会组织当地村民开展丙型肝炎宣传教育活动，宣传政策及核心知识，提高丙型肝炎防控意识，做到早检测、早发现、早治疗。

问题 10　请为当地设计一份《丙型肝炎监测方案》。

问题 11　请为当地设计一份《丙型肝炎宣传干预方案》。

问题 12　如何规范丙型肝炎病例随访治疗管理？请制订一份技术方案。

参考答案

问题 1　调查组在出发去现场前，要做哪些方面的准备?

调查组去现场调查前需要做的准备包括：获取相关科学知识；与丙型肝炎防治专家开展讨论；查阅现有文献，收集有用的参考文献和调查表式样；准备个人防护用品；与实验室人员协商，以确保调查人员能携带正确的实验室材料和知道如何正确地收集、储存和运输标本；携带笔记本电脑、录音机、照相机和其他需要的设备；个人物品及交通工具。

问题 2　哪些因素会使某种传染性疾病的病例数突然增加?

病原体的变异和突破性传播，病原体如病毒或细菌突然发生变异，使其传染性和毒力增强，从而导致感染人数激增；环境与气候变化，如气温、湿度、降雨等环境条件的变化，可能为某些病原体提供更有利的生存和传播条件；人群健康状况的变化，如免疫功能降低、营养状况恶化等，使人群易感性增加；人类活动模式的改变，如人员流动加剧、公共卫生措施松懈、人口密集等，为病原体传播创造条件；医疗卫生系统响应能力的降低，如医疗资源紧张、诊断检测能力不足等，影响对疫情的及时发现和控制；生物安全事故，如实验室病原泄漏、生物武器攻击等意外事件，也可能导致疾病快速蔓延。

问题3　请设计一份丙型肝炎病例流行病学调查表。

丙型肝炎病例流行病学调查表示例见表1-3。

表1-3　丙型肝炎病例流行病学调查表

基本信息	________县 ________镇 ________村			
姓名	年龄			
性别：　男　女	出生年月：　年　月			
身份证号	最近一次抗-HCV阴性时间：　年　月			
诊断日期	报告单位			
就医史（丙型肝炎病例报告单位）				
医院名称	就医时间			
实验室检测原因（可多选）				
急性丙型肝炎症状（如乏力、腹胀、尿黄等）	乙型肝炎病毒感染者筛查			
转氨酶升高	人类免疫缺陷病毒感染者筛查			
就诊者主动要求检测	其他医疗服务的筛查			
血液透析患者筛查	丙型肝炎复诊患者			
输血前筛查	体检			
孕妇产前筛查	其他（请注明：　　）			
手术或住院患者筛查				
诊断与治疗史（可多选）	**实验室检测**	阳性	阴性	未检测
此前从未诊断为丙型肝炎	丙型肝炎病毒抗体（抗-HCV）检测			
此前曾诊断为丙型肝炎				
此前进行过干扰素等抗病毒治疗	丙型肝炎病毒核酸（HCV-RNA）检测			
本次诊断结果	**生化学检查**			
确诊丙型肝炎病例—急性	谷草转氨酶	结果：	U/L	
确诊丙型肝炎病例—慢性		正常值上限：	U/L	
确诊丙型肝炎病例—肝硬化	谷丙转氨酶	结果：	U/L	
临床诊断丙型肝炎病例		正常值上限：	U/L	
其他（请注明：　　）	血小板		$\times10^9$/L	
本次治疗情况				
未治疗				
干扰素+利巴韦林治疗				
小分子药物治疗	药品名称			
治愈情况（请注明：　　）	治疗时间			

续表

健康体检史			
体检时间	体检地点	谷草转氨酶	谷丙转氨酶

	流行病学史(可多选)	次数	第一次时间地点	最近一次时间地点
	输血			
	献血			
	接受过其他人体组织或细胞成分			
	手术			
	针灸			
	刮痧			
	腔镜、内镜、穿刺、导管、插管			
	肾透析			
	口腔检查			
	街边店美容、文身、修脚等有创操作			
	静脉推注、静脉滴注、肌内注射			
	注射吸毒			
	过去5年性生活	(性伴侣患丙型肝炎:是 否)		
	最常去的医疗机构(个体诊所、村卫生室、乡镇医院、县区医院、地市级以上医院)			

问题4 丙型肝炎的诊断标准是什么?

1. 流行病学史 曾接受过血液、血液制品或其他人体组织、细胞成分治疗,或器官移植;有血液透析史、不安全注射史或其他有创操作史,如手术、腔镜、内镜、穿刺、导管、插管、口腔诊疗、针灸、美容、文身、修脚等;有既往有偿供血史;有共用针具注射毒品史;有职业暴露史;有与他人共用牙刷、剃须刀等日常生活接触史;有与HCV感染者无保护的性接触史;出生时母亲为HCV感染者。

2. 临床表现 大部分患者无明显症状和体征,部分患者有乏力、食欲减退、恶心、腹胀和右季肋部不适或疼痛。

3. 实验室检查 ①生化学检查异常:急性丙型肝炎患者多有血清谷丙转氨酶(alanine aminotransferase,ALT)、谷草转氨酶(aspartate aminotransferase,AST)升高,部分患者有胆红素升高;部分慢性丙型肝炎和丙型肝炎肝硬化患者有ALT、AST及胆红素升高。②血液抗-HCV阳性。③血液HCV-RNA阳性。

4. 肝组织病理学检查　急性、慢性丙型肝炎及丙型肝炎肝硬化可呈现不同组织病理学改变。

5. 影像学及其他辅助检查

(1) 急性丙型肝炎：腹部超声、计算机断层扫描(computed tomography，CT)或 MRI 可显示肝脾轻度增大。

(2) 慢性丙型肝炎：腹部超声、CT 或 MRI 可显示肝脏实质不均匀，可见肝脏或脾脏轻度增大。AST 和血小板比率指数(aspartate aminotransferase-to-platelet ratio index，APRI)评分常<1.5。

(3) 丙型肝炎肝硬化：腹部超声、CT 或 MRI 可显示肝脏边缘不光滑甚至呈锯齿状，肝实质不均匀甚至呈结节状，门静脉增宽，脾脏增大。肝脏弹性测定值提示肝硬化。APRI 评分常>2.0。

6. 病例分类

(1) 临床诊断病例：抗-HCV 阳性且符合下列任何一项。①有流行病学史中任一项；②有临床表现；③有生化检查异常结果。

(2) 确诊病例：血液 HCV-RNA 检测结果为阳性。对确诊病例需要进一步进行急性、慢性的诊断。

(3) 急性丙型肝炎：HCV-RNA 阳性且符合下列任何一项。①有明确的就诊前 6 个月以内流行病学史；②临床表现呈现急性丙型肝炎特征；③肝组织病理学检查呈现急性丙型肝炎特征；④其他辅助检查呈现急性丙型肝炎特征；⑤抗-HCV 检测结果阴性，且排除免疫抑制状态。

(4) 慢性丙型肝炎：抗-HCV 及 HCV-RNA 均阳性，且符合下列任何一项。① HCV 感染超过 6 个月，或有 6 个月以前的流行病学史；②临床表现呈慢性丙型肝炎的特征；③肝组织病理学检查呈慢性丙型肝炎的特征；④影像学及其他辅助检查呈慢性丙型肝炎的特征；⑤流行病学史或感染时间不详，已排除急性丙型肝炎。

(5) 丙型肝炎肝硬化：抗-HCV 及 HCV-RNA 均阳性且符合下列任何一项。①临床表现呈丙型肝炎肝硬化特征；②肝组织病理学检查呈丙型肝炎肝硬化特征；③影像学及其他辅助检查呈丙型肝炎肝硬化特征。

问题 5　什么是聚集性疫情，调查步骤有哪些？

聚集性疫情是指在单位时间内，一个局部地区或集体单位中短时间内突然出现很多相同疾病患者，且患者多有相同的传染源或传播途径。

调查步骤包括：①弄清可使用的调查队伍和资源，做好现场工作准备；②核实诊断(确定病例定义)；③确定疫情存在；④系统收集病例，并列出一览表；⑤进行描述性流行病学分析；⑥建立假设；⑦采用分析性流行病学方法验证假设；⑧边调查，边采取控制措施；⑨撰写调查报告；⑩继续监测以便监控趋势和评价预防控制措施。

问题 6　如何制订病例定义？

病例定义应是判断某个人是否应被划分为研究所关注的疾病的一系列标准。病例定义包括临床标准(如症状、体征和实验室检验)和有关时间、地点和人群的限定。关键是，病例定义中不能包括需验证的病因假设。

问题7 为什么用病例对照研究验证假设?

通过病例搜索可以及时发现病例,但不知道能够引起疾病的特定暴露。因为暴露是未知的,所以研究必须从疾病状况入手。采用病例对照研究设计,比较没有疾病的对照组与病例组,可以估计疾病与多种暴露之间的关系。本次调查的目的是快速确定暴露原因并尽快开展控制措施,病例对照研究能快速得出结果。

问题8 在这项病例对照研究中,需要特别关注哪些类型的偏倚?可以采取什么措施减少潜在偏倚?

在病例对照研究中,回忆偏倚和各种类型的选择偏倚是最值得关注的。在多通道研究中,选择偏倚、调查人员偏倚、资料收集偏倚需要予以关注。减少偏倚的方法如下。

1. 选择偏倚 病例与病例定义一致;如果可能,尽量使用客观标准,尽可能包括特定时间和地区内的所有病例。对照应与病例来自同一人群,使研究结果可以代表病例来源人群的暴露水平。选择对照的关键是如果某人患了这种疾病,该人能明显地被识别为患者。如果可能,随机选择对照。

2. 信息偏倚 对于回忆偏倚,可采用记忆帮助法。使用有效的独立来源暴露资料。调查人员收集资料必须以同样的方式、标准资料收集形式摘录、实施采访等来收集病例与对照的资料;调查人员(记录员)必须经过培训,以确保他们能一致地进行调查(缩小调查人员内部与调查人员间的变异);如果可能,调查人员应该不知道正被调查者的病例或对照的状态。

问题9 本次调查有哪些局限性?

本调查结果的局限性主要表现在以下方面。首先,丙型肝炎的潜伏期为15~150d,急性期症状不明显,易慢性化,临床症状不明显,不易被发现,难以推测暴露时间;其次,E村人口数仅有2万人左右,乡邻大多熟识,当地百姓较依赖个体医疗诊所,不愿过多透露真实情况,存在一定的信息偏倚;第三,对于聚集性疫情,尤其是可能涉及医疗行为引起的传播事件的调查深度和范围受到限制。

问题10 请为当地设计一份《丙型肝炎监测方案》。

为深入了解A市丙型肝炎流行现状,及时掌握并研判丙型肝炎疫情现状、危险因素及流行趋势,需要开展丙型肝炎监测哨点监测工作,主动、连续地收集丙型肝炎病毒抗体阳性者的流行病学资料、实验室检测结果和临床治疗过程及预后等信息。为保证工作顺利开展,特制订本工作方案。

1. 监测目的 了解A市丙型肝炎感染情况、危险因素及流行病学特征,掌握丙型肝炎疫情变化趋势,为制订丙型肝炎防治政策和策略提供依据。

2. 监测哨点设置 根据丙型肝炎报告病例数及流行现状,选择A区、B县、C县开展丙型肝炎哨点监测工作。具体监测的哨点医疗机构包括A区人民医院、A区第二医院、B县人民医院、B县第三医院、C县人民医院、C县中医院。

3. 监测内容及方法

(1) 丙型肝炎病例监测:监测地区疾控中心需要对辖区近3年报告的丙型肝炎病例开

展流行病学调查；需要收集流行病学史、丙型肝炎检测的原因和结果、诊断和治疗史等信息，并填写《丙型肝炎病例报告表》(表 1-4)。

(2) 医疗机构丙型肝炎监测：医疗机构哨点需要针对本医院所有输血或血液制品者，以及手术前和进行口腔诊疗、医疗美容整容、内镜检查(如胃镜、肠镜等)、孕 / 产检，准备进行侵入性诊疗(包括各种有创导管及其他介入疗法等)，有肝病临床症状(不明原因生化检测结果异常，如 ALT 升高等)，有流行病学史(包括静脉药瘾史、针刺伤史、医源性暴露史、高危性行为史、HCV 感染者性伴侣及家庭成员、有过输血或应用血液制品史等)，进行血液透析、体检等的人群开展监测。将监测内容中的人口学信息、临床诊疗信息和实验室检测信息等填写至《HCV 抗体 / 核酸检测结果登记表》(表 1-5)。

(3) 丙型肝炎相关知识知晓率调查：监测点所在医疗机构每年 4—6 月开展丙型肝炎相关知识知晓率调查，调查问卷详见表 1-6。调查人群及样本量：医务人员 200 人，医疗机构就诊者 400 人。由经过培训的调查人员现场开展一对一调查。数据采用 EpiData 软件进行双录入。市疾控中心性病艾滋病防治所编制并提供数据库文件。各县(市)区疾控中心负责调查人员的培训、现场调查工作、质量控制、数据的录入、分析和报告撰写等。

(4) 丙型肝炎相关病例死亡监测：监测地区疾控中心收集近 3 年所有死因为肝炎、肝硬化和肝癌的死亡病例人口学信息、临床诊疗信息及死因等相关信息，同时通过信息系统追溯其在辖区医疗机构的所有乙型肝炎、丙型肝炎相关标志物检测结果。填写《丙型肝炎相关死亡病例登记表》(表 1-7)。

(5) 其他相关信息收集

1) 常住人口数：各县疾控中心收集分年龄组、性别的人口统计学信息(以当地统计局最新资料为准)，填写《常住人口数登记表》(表 1-8)。

2) 监测点医疗机构基本情况：监测点医疗机构收集本机构基本信息和近 3 年开展丙型肝炎相关诊疗的概况等，填写《医疗机构丙型肝炎相关基本信息表》(表 1-9)。

4. 数据收集　监测数据每年上报两次，时间节点分别为每年 7 月 15 日、次年 1 月 15 日前；人口学数据为次年 1 月 15 日前上报一次。

5. 组织管理

(1) 市疾控中心：负责调查工作的总体组织和协调，并具体负责方案的制订、培训、督导、相关技术支持及整体调查数据的整理和分析、总结。

(2) 县(市)区疾控中心：确定 1 名流行病学专业人员作为本县(市)区协调员，负责医疗机构协调、表格质量核查，按时收集医疗机构的各类登记表，并上报市疾控中心。

(3) 哨点医疗机构：确定 1 名医护人员为监测点通讯员，承担相关病例报告及医疗机构既往数据整理，报告；建立丙型肝炎抗体筛查阳性患者会诊制度；负责相关科室的沟通、协调，每个月核查报表质量。

6. 质量控制　各地负责丙型肝炎监测的负责人及有关人员应认真研究本方案，并严格按方案执行。市疾控中心组织现场督导。医疗机构诊断丙型肝炎病例调查的调查人员设置建议为该病例的首诊医生。启动培训后，县(市)区师资人员对调查人员按照统一要求进行现场培训，介绍调查目的、调查方法及技巧等，每位调查人员要了解调查表中各条目对本次研究的意义。

表 1-4 丙型肝炎病例报告表

基本信息________医院________科室	
登记号（门诊号 / 住院号）:	
性别：□男□女	出生年月： 年 月 日
现住地：□本县区□本市□本省□外省	

6 个月内流行病学史（可多选）	
□	接受过血液或血液制品
□	接受过其他人体组织或细胞成分
□	接受过器官移植
□	血液透析
□	不安全注射
□	手术
□	口腔诊疗
□	腔镜、内镜、穿刺、导管、插管、针灸等
□	有偿供血
□	共用针具注射毒品
□	街边店美容、文身、修脚等有创操作
□	密切接触的家庭成员中有丙型肝炎患者
□	出生时母亲为 HCV 感染者
□	以上均无

诊断与治疗史（可多选）	
□	此前从未诊断为丙型肝炎
□	此前曾诊断为丙型肝炎
□	此前进行过干扰素等抗病毒治疗

本次诊断结果	
□	确诊丙型肝炎病例—急性
□	确诊丙型肝炎病例—慢性
□	确诊丙型肝炎病例—肝硬化
□	临床诊断丙型肝炎病例
□	其他（请注明： ）

本次治疗情况（可多选）	
□	未治疗
□	干扰素＋利巴韦林治疗
□	小分子药物治疗［直接抗病毒（direct-acting antiviral agents，DAA）小分子药物］
□	其他治疗（请注明： ）

实验室检测原因（可多选）	
□	有急性丙型肝炎症状（如乏力、腹胀、尿黄等）
□	转氨酶升高
□	就诊者主动要求检测
□	血液透析患者筛查
□	输血前筛查
□	孕妇产前筛查
□	手术或住院患者筛查
□	乙型肝炎病毒感染者筛查
□	人类免疫缺陷病毒感染者筛查
□	其他医疗服务的筛查
□	丙型肝炎复诊患者
□	体检
□	其他（请注明： ）

实验室检测	阳性	阴性	未检测
丙型肝炎病毒抗体（抗 -HCV）检测	□	□	□
丙型肝炎病毒核酸（HCV-RNA）检测	□	□	□

生化学检查		
谷草转氨酶	结果：	U/L
	正常值上限：	U/L
谷丙转氨酶	结果：	U/L
	正常值上限：	U/L
血小板		$\times 10^9$/L
首诊医生（签字）		
首诊日期	年 月	日

表 1-5 HCV 抗体 / 核酸检测结果登记表

调查地点：________省________市________县（市）区________医院

编号	性别	年龄	现住地	送检科室	送检原因	抗 -HCV 结果	检测日期	HCV-RNA 检测结果	病毒载量 /IU	开始透析时间

检测方法：　　　　　　　　　　　　检测试剂：

填表人：　　　　　　　　　　　　　填表日期：

注：表格中均填写数字。如果为其他，需要注明具体内容。

（1）性别：1- 男；2- 女。

（2）年龄：实足年龄，年龄单位为岁、月、天。

（3）现住地：1- 本县区；2- 本市；3- 本省；4- 外省；5- 港澳台；6- 外籍。"本县区"指户籍在本县区范围内或户籍在本县区以外但在本县区居住 6 个月以上。"本市"指户籍在本县区以外的本市其他县区或户籍在本市以外但在本市居住 6 个月以上。"本省"指本市以外的本省地级市范围内。

（4）送检科室：1- 肝病科；2- 感染 / 传染科；3- 消化科；4- 内科；5- 外科；6- 妇产科；7- 儿科；8- 五官科；9- 皮肤性病科；10- 急诊科；11- 重症监护；12- 医疗整容美容；13- 内镜室；14- 其他（请注明：________）。

（5）送检原因：1- 输血 / 血制品；2- 手术前；3- 口腔诊疗；4- 医疗美容整容；5- 内窥镜检查；6- 孕检、产检；7- 侵入性诊疗；8- 肝病临床症状；9- 流行病学暴露史；10- 血液透析；11- 体检；12- 其他（请注明：________）。

（6）抗 -HCV/HCV-RNA 检测结果填写：1- 阳性，2- 阴性。

表 1-6 丙型肝炎防治知识问卷调查表

调查地点：________省________市________县（市）区

调查对象：①城市居民 ②农村居民

问卷编号：□□□

1. 基本信息

（1）性别：①男 ②女

（2）年龄：________岁

（3）民族：________

（4）文化程度：①文盲　②小学　③初中　④高中或中专　⑤大专以上

（5）婚姻状况：①未婚　②已婚　③离异　④丧偶　⑤其他

（6）您的家庭人均月收入：①≤1 000 元；② 1 001 元至 2 999 元；③ 3 000 元至 4 999 元；④≥5 000 元

2. 丙型肝炎防治知识问题

（1）丙型肝炎是由什么引起的？

①细菌　②病毒　③其他　④不知道

续表

(2) 丙型肝炎和乙型肝炎可以相互转化吗？
①能 ②不能 ③不知道
(3) 您认为共用注射器会传染丙型肝炎吗？
①会 ②不会 ③不知道
(4) 您认为同桌吃饭会传染丙型肝炎吗？
①会 ②不会 ③不知道
(5) 目前有可以预防丙型肝炎的疫苗吗？
①有 ②没有 ③不清楚
(6) 肝功能正常者有可能感染丙型肝炎吗？
①可能 ②不可能 ③不清楚
(7) 丙型肝炎可以治愈吗？
①可以 ②只能缓解，不能痊愈 ③不清楚
(8) 目前治疗丙型肝炎的最有效方法是什么？
①保肝、降酶治疗 ②抗病毒治疗 ③中医治疗 ④不知道
(9) 您获得丙型肝炎相关知识的主要信息来源是哪些？(可多选)
①电视 ②广播 ③网络 ④报刊 ⑤书籍 ⑥朋友 ⑦医生 ⑧宣传资料 ⑨其他(请注明：______)

3. 行为因素调查

(1) 您是否与他人共用剃须刀(包括个人、理发店、寝室共用等)？□
①从未 ②偶尔 ③经常 ④不清楚
(2) 您是否与他人共用毛巾？
①从未 ②偶尔 ③经常 ④不清楚
(3) 您曾在美容院等非正规医疗机构进行过抽脂、文眉、穿耳洞等损伤性美容项目吗？
①是 ②否 ③不清楚
(4) 您有无在公共场所进行过修脚等损伤性治疗吗？□
①从未 ②偶尔 ③经常 ④不清楚
(5) 您有无接触被家人(同室者)血液污染的物品？□
①有 ②无 ③不清楚
(6) 您有无手术史？□
①有 ②无 ③不清楚
若有，具体诊疗单位是：①个体诊所 ②社区卫生服务中心 ③二级医院 ④三级医院 ⑤其他______
(7) 您曾进行过拔牙、补牙、洁牙吗？□
①是 ②否 ③不清楚
若有，具体诊疗单位是：①个体诊所 ②社区卫生服务中心 ③二级医院 ④三级医院 ⑤其他______
(8) 您曾做过内镜(胃镜、肠镜、腹腔镜、宫腔镜、纤维支气管镜等)检查吗？
□①是 ②否 ③不清楚
若是，具体诊疗单位是：①个体诊所 ②社区卫生服务中心 ③二级医院 ④三级医院 ⑤其他______
(9) 您曾输过血或接受过血液制品吗？□
①是 ②否 ③不清楚
若是，请填写具体时间：______________年
具体诊疗单位是：①个体诊所 ②社区卫生服务中心 ③二级医院 ④三级医院 ⑤其他__________
(10) 您曾接受过针灸治疗吗？□
①是 ②否 ③不清楚
若是，具体诊疗单位是：①个体诊所 ②社区卫生服务中心 ③二级医院 ④三级医院 ⑤其他______

续表

(11) 您使用过非一次性注射器、针头或多人共用一只注射器、针头吗？□
①是 ②否 ③不清楚
(12) 性生活时您使用避孕套吗？□
①从未 ②偶尔 ③经常 ④总是
(13) 您曾经检查过丙型肝炎抗体（抗-HCV）吗？□
①是 ②否 ③不清楚
若是，您的检查结果是：①抗-HCV阳性 ②抗-HCV阴性 ③不知道

表1-7 丙型肝炎相关死亡病例登记表

调查地点：________省________市________县（市）区 填表日期：________ 填表人：________

编号	死亡日期	死亡原因	性别	年龄	家庭住地	前就诊医院	乙型肝炎标志物	丙型肝炎标志物	检测日期

注：

(1) 根据医院/社区死亡登记系统收集死因为肝炎、肝硬化和肝癌的死亡人员信息，填写前6项。第7项“前就诊医院”填写本县区医院全名称。在该院收集乙型肝炎和丙型肝炎检测结果。

(2) 死亡原因：A-肝炎，包括各类型病毒性及非病毒性肝炎、急慢性肝炎；B-肝硬化；C-肝癌。

(3) 性别：1-男；2-女。

(4) 年龄：实足年龄，年龄单位为岁、月、天。

(5) 家庭住地：填写“本县区”“本市”“本省”和“外省”。“本县区”指户籍在本县区范围内或户籍在本县区以外但在本县区居住6个月以上。“本市”指户籍在本县区以外的本市其他县区或户籍在本市以外但在本市居住6个月以上。“本省”指本市以外的本省地级市范围内。“外省”指本省以外其他省份。

(6) 乙型肝炎/丙型肝炎标志物：已做者根据结果填写“+”或“-”，未做检测者不填。

(7) 日期填写格式：xxxx/xx/xx，举例“2018/01/01”。

表1-8 常住人口数登记表

________省________市________县（市）区

年龄组	男性人口数/人	女性人口数/人	合计人口数/人
<1岁			
1～4岁			
5～9岁			
10～14岁			
15～19岁			
20～29岁			

续表

年龄组	男性人口数/人	女性人口数/人	合计人口数/人
30～39岁			
40～49岁			
50～59岁			
60～69岁			
≥70岁			
合计			

注：

(1) 当地统计局资料，最近一次人口普查或最新资料，标明年份。

(2) 常住人口定义以人口普查定义为准，一般包括户籍人口和/或户籍在外市但在本市居住6个月以上的人口。

表1-9 医疗机构丙型肝炎相关基本信息表

调查地点：________省________市________县(市)区

医院名称				
医院级别	□A三甲 □B三级 □C二甲 □D二级		类别	□A综合 □B专科
医护人员数量	人		床位数	张
最近3年年均门诊量	人次		最近3年年均住院数	人次
检测血样人次数	近3年：________年：________；________年：________；________年：________			
抗-HCV	检测方法		试剂	
	检测策略(可多选)	□手术前 □入(住)院 □内镜检查 □孕产妇 □血液透析 □其他________		
	近3年检测情况	2020年：检测数________阳性数：________(人次) 2021年：检测数________阳性数：________(人次) 2022年：检测数________阳性数：________(人次)		
HCV-RNA	检测单位	□A本院 □B委托(单位名称) □C未做		
	检测方法		试剂	
	检测策略			

抗-HCV筛查阳性者诊断、报告流程：

最近3年丙型肝炎病例报告数：2020:______________ 2021:______________ 2022:______________

发现检出丙型肝炎病例的主要科室(前5位)：________________________________

肝病诊疗相关科室名称：________________

床位数：________________

工作人员数(医生、护士)：________________

丙型肝炎治疗方案：

最近3年治疗人数：

调查人员：________________ 调查日期：________________

问题11 请为当地设计一份《丙型肝炎宣传干预方案》。

丙型病毒性肝炎（简称丙型肝炎）是由于感染丙型肝炎病毒（HCV）引起的传染病。丙型肝炎多起病隐匿，临床症状不明显，不易早期发现，发展为慢性肝炎的比例很高。丙型肝炎可以通过血液、性接触、垂直传播（母婴传播）等途径传播，丙型肝炎感染者是唯一传染源。目前尚无有效疫苗预防本病，但是可以通过直接抗病毒治疗药物（DAA）治愈。为了提高公众对丙型肝炎的认识，掌握丙型肝炎防控相关知识，强化一级预防，减少传播，特制订本方案。

1. 工作目标　丙型肝炎新发感染率降低90%，大众人群丙型肝炎知晓率达到80%以上。

2. 工作方案

（1）开发宣传材料，建立健全宣教网络：卫生健康部门根据当地实际情况，开发和编制针对不同人群的丙型肝炎防治知识宣传材料，充分利用广播、电视、报刊等传统媒体和互联网、社交媒体、公众号等新媒体开展宣教。组织疾控、临床等专业的技术人员成立全市丙型肝炎宣传教育师资团。针对大众人群、医务人员、重点人群、患者等不同人群，组织开展宣传教育活动。

（2）加强培训管理，进一步控制血源性传播：各级卫生健康行政部门和医疗机构应将血源性传播疾病的健康教育工作纳入医疗机构岗前培训和年度继续教育课程，对血站、医疗机构相关临床科室人员定期开展专题培训，做好血站献血员的严格筛查以及核酸检测实验室的质量控制，有效降低血液残余风险度。不断提高医务人员规范操作的意识和能力，杜绝丙型肝炎医源性传播，减少职业暴露的发生。加强各级各类医疗机构医源性感染预防宣教工作，进一步明确工作职责，建立和落实医院感染监测制度、消毒隔离制度、消毒药械管理制度、一次性使用无菌医疗用品管理制度和医疗废弃物管理制度等。

（3）利用多方平台，减少重点人群传播风险：对重点人群，要根据人群特点，以减少疾病危险因素、危险行为和定期检测为宣传重点，减少新发感染。对注射吸毒者，各县（市、区）疾病预防控制机构应结合当地实际情况，与艾滋病高危行为干预工作整合，通过对社区和戒毒所内的吸毒人群开展健康教育，对出所人员进行动员转介，使其接受清洁针具交换或社区药物维持治疗等服务措施，戒毒或不共用注射器。整合艾滋病防治工作，推广安全套，倡导社会大众实施安全的性行为；对男男性行为者、多性伴侣者应定期进行检测和干预。督促HCV感染者坚持使用安全套。

（4）扩大宣教人群，提高大众预防意识：要充分发挥广播、电视、报刊等传统媒体和互联网、社交媒体公众号等新媒体作用，利用“世界肝炎日”“世界艾滋病日”“国际禁毒日”“全国爱国卫生月”等重要时点，宣传教育工作可与“基本公共卫生服务项目”充分整合，借助乡村医生等基层卫生服务力量，通过入户发放宣传材料及面对面宣讲等方式，宣传丙型肝炎可防可治等核心信息，普及防治知识，提高自我保护能力，提高大众对丙型肝炎传播相关危险行为和预防方法的认识，减少对丙型肝炎的恐惧和对患者的歧视。

（5）促进政策宣传，提高患者治疗意愿和效果：对于丙型肝炎患者，需要进行适当的健康宣教，避免发生人群之间的传播。针对经血液接触感染的丙型肝炎患者，应指导其到正规医疗机构就诊；针对吸毒人群，提供针具交换点的信息，禁止参加非法卖血等行为；针对经性行为感染的丙型肝炎患者，指导其采取安全性行为。了解感染者的生育意愿和需求，对有生育意愿以及已怀孕的感染者，提供基本的垂直传播（母婴传播）信息咨询，进一步转介至妇幼保健机构。同时，宣传丙型肝炎抗病毒治疗政策，鼓励有丙型肝炎病毒感染高风险的人群尽早到医疗机构检测。应关注患者的心理和精神状况，了解他们的顾虑和需求，如有情绪不稳定的感染者可将其转介至心理咨询机构接受心理咨询和疏导。

3. 效果评估　定期上报/评估丙型肝炎宣传教育活动开展情况，包括活动开展情况、宣教材料发放、覆盖人次数等。每年定期组织开展一次丙型肝炎防治知识知晓率调查，进一步评估宣传效果，总结人群健康教育的有效途径，不断探索丙型肝炎宣教新模式。

问题 12　如何规范丙型肝炎病例随访治疗管理？请制订一份技术方案。

为进一步规范丙型肝炎的随访管理及诊疗工作，特制订本方案，具体如下：

1. 加强组织领导完善工作机制　进一步规范全市丙型肝炎的随访管理及诊疗工作，需要强化部门合作，切实落实工作职责，形成齐抓共管的工作局面。卫生健康行政部门要科学评估当地病毒性肝炎流行状况，制订防治工作计划，建立完善相关政策措施。建立工作机制，明确疾病预防控制机构、健康教育机构、医疗机构、基层医疗卫生机构、妇幼保健机构、血站和卫生监督机构等医疗卫生机构的工作职责，落实工作任务。动员和支持企业、基金会、协会、有关组织和志愿者开展病毒性肝炎防治工作，多渠道筹资，发动社会力量广泛参与。各级财政部门要根据病毒性肝炎防治工作需要，合理安排防治经费，进一步加强资金整合，提高资金使用效益，保障防控措施的落实。

2. 丙型肝炎诊断　根据中华人民共和国卫生行业标准 WS213—2018《丙型肝炎诊断》，对疑似丙型肝炎的病例，严格按照诊断依据进行诊断。诊断出的临床诊断病例和确诊病例需要通过法定传染病报告系统及时报告。

3. 随访管理　首诊医疗机构负责为感染者提供首次咨询/随访。首诊医疗机构是定点医疗机构则提供后续的治疗随访服务；非定点医疗机构或社区卫生服务中心则需要为患者提供转介服务，将其后续治疗、随访转介至定点医疗机构。按照 WHO 发布的《丙型肝炎治疗指南》（2016 更新版）治疗方案，对不同基因型丙型肝炎患者开展治疗，每个月随访一次，直至治愈（一般为 3～6 个月）。

4. 转诊

（1）建立转介网络：县（市、区）艾滋病防治工作领导小组办公室负责当地转介工作平台各成员单位的协调工作，并可定期组织召开各成员单位参加的工作例会，建立有效的沟通和协作机制，保证当地转介工作平台的顺畅运转。

县（市、区）疾病预防控制机构负责编印当地可以提供感染者随访管理和医疗卫生服务单位的信息（主要包括各机构和单位名称、工作职责、随访人与联系人、电话、传真、电子邮箱等），并依据转介内容将上述单位进行分类，将上述材料定期更新并分发给各随访实施单位，保证转介网络成员信息准确，便于后续随访人员根据感染者实际情况与各转介机构及时沟通协调和信息反馈。确保患者成功转介，获得及时、持续的随访干预和关怀救治。

（2）转诊程序：在转诊之前，确诊单位均需要填报传染病报告卡至“中国疾病预防控制信息系统”。

1）转诊对象：丙型肝炎感染者，包括实验室诊断病例和临床确诊病例。

2）转诊过程：填写转诊单。转出所在医疗卫生机构需要填写“丙型肝炎转诊/推荐单”。转诊告知。转出所在地医疗卫生机构应在转出前对患者进行必要的宣教，告知治疗随访的必要性并叮嘱患者到定点医疗机构及时就诊。收集转诊回执。转出所在地医疗卫生机构应及时收集转出病例的转诊回执。

3）转诊要求：患者转诊单基本信息需完整并准确，保证地址正确和联系电话畅通。

（3）流出地职责：非定点医疗机构的随访人员应告知丙型肝炎患者如何获得转介治疗服务，并与转介接收单位（定点医疗机构）取得联系，通知转介接收单位（定点医疗机构）做好接收准备。同时应根据需要，向转介接收单位（定点医疗机构）提供被转介感染者的相关资料或档案的复印件，以便转介接收单位（定点医疗机构）了解和掌握有关情况。

（4）流入地职责：定点医疗机构的随访人员凭“医学转介卡”接收全市范围内转介的丙型肝炎病例，了解和核实转诊至本院的感染者在报告地接受随访的情况，并为其提供后续随访治疗服务。治疗过程中如果出现中途退出，应转介至辖区疾控中心进行动员治疗。转介接收单位（定点医疗机构）应在接收被转介的感染者后，将“医学转介卡”的“回执”联返还给随访人员。

（5）拒绝治疗患者管理：对于拒绝接受治疗的患者和中途退出的患者应及时反馈给辖区所在疾控部门，由辖区疾控机构负责定期随访，并动员治疗。动员成功后，转介至定点医疗机构进行下一步治疗，转诊过程与非定点医疗机构相同。

5. 健康宣教及其他关怀支持工作

（1）健康知识宣教：对于丙型肝炎患者需要进行适当的健康宣教，避免发生人群之间的传播。针对经血液接触感染的丙型肝炎患者，应指导其到正规医疗机构就诊；针对吸毒人群，提供针具交换点的信息，禁止参加非法卖血等行为；针对经性行为感染的丙型肝炎患者，应指导其采取安全性行为。了解感染者的生育意愿和需求，对有生育意愿以及已怀孕的感染者，提供基本的垂直传播信息咨询，并转介至妇幼保健机构。

（2）医保政策宣传：随访人员需要向患者宣传在治疗过程中能够享受的医保政策。

（3）其他心理支持：随访人员进行随访时，应关注患者的心理和精神状况，了解他们的顾虑和需求，如有情绪不稳定的感染者，可将其转介至心理咨询机构接受心理咨询和疏导。

6. 质量控制及督导　为保证丙型肝炎患者随访的工作质量，落实随访工作责任到人，应定期对感染者随访治疗相关工作开展监督检查。

（1）填写质量：定点医疗机构随访实施单位每季度组织对本单位随访人员针对随访记录，治疗过程和报表等相关资料的完整性和准确性进行核查，对发现的问题及时进行整改。

（2）上报质量：丙型肝炎患者报告单位定期组织相关人员对转介出去的患者的转诊单和报表等相关资料进行及时性、完整性和准确性核查。

（3）档案管理要求：实施“一人一档”管理制度，包括丙型肝炎患者从诊断到治疗的一切过程性资料，如实验室检查单，随访表等。

（4）过程质量管理：为了保证丙型肝炎患者治疗随访管理工作落实质量，各级卫生行政部门和疾病预防控制机构要开展定期或不定期督导，及时发现工作中出现的问题，并反馈解决的意见与建议，推动和保证治疗随访管理工作质量与深入开展。督导可采取行政督导、日常督导、现场督导等方式进行。

督导组在督导结束后，除口头向接受督导的地区或单位反馈督导结果外，还应在一定时限内以书面形式正式反馈督导结果，指出存在的问题，提出工作建议，并要做好督导整改的落实与追踪工作。

（许国章　洪　航　许佳颖）

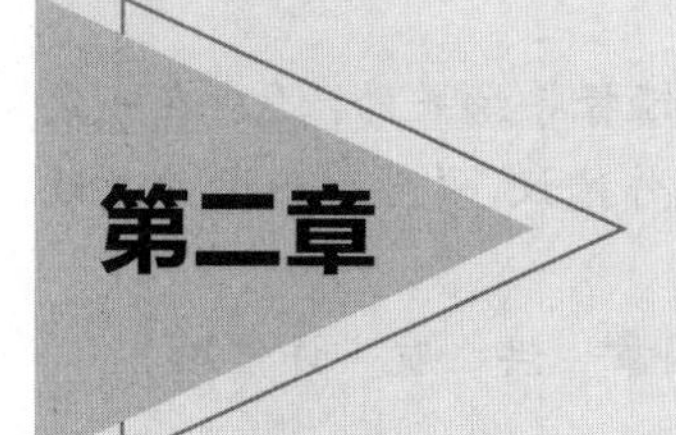

第二章 一起浙江沿海地区伤寒暴发的流行病学调查

学习目的

1. 掌握暴发和流行的概念。
2. 掌握疫情调查步骤。
3. 掌握流行曲线绘制，解释和描述流行曲线的作用。

第一部分　疫情监测与发现

2014 年 5 月 23 日，C 市（县级市）疾控中心接到该市人民医院报告，2014 年 1 月以来该医院陆续收治多例症状相似的持续发热病例，截至 5 月 23 日，在 10 例发热住院病例的血液标本中分离到伤寒沙门菌。

上级疾控中心疫情管理人员检索疾病监测信息系统发现，病例主要集中在 C 市（县级市），其他地区伤寒病例数未见明显上升。C 市 2010—2013 年伤寒月均发病率为 0.21/10 万，年均报告的发病率为 2.5/10 万。2014 年 C 市（县级市）1—6 月伤寒报告病例数比 2013 年同期明显增加，累计发病率达 6.1/10 万，且病例报告主要集中在 2—4 月。

问题 1　如果你是 C 市疾控中心疫情管理人员，接到报告后应如何反应？

问题 2　根据上述资料，你认为这是一起伤寒暴发疫情吗？

第二部分　现 场 调 查

一、调查核实

6 月 24 日，省、市疾病预防控制中心成立联合调查组奔赴 C 市（县级市）开展现场流行病学调查。联合调查组到达 C 市后，立即与当地卫生行政部门、C 市疾病预防控制中心和病例报告医院的相关人员进行沟通，收集病例的临床信息和实验室检测结果，对中国疾病预防控制信息系统报告的病例情况进行核实，并制订病例定义，开展病例搜索。

问题 3　该事件的初步现场调查应该收集哪些信息和资料？

问题 4　针对该事件，病例个案调查应包括哪些内容？

问题 5　针对该伤寒疫情的流行病学调查应关注哪些方面？

问题 6　请针对该事件制订调查病例定义。

问题 7　你会怎样开展病例搜索？

二、描述性研究

截至 6 月 30 日，C 市 2014 年 1—6 月共报告伤寒病例 91 例，其中确诊病例 51 例，临床诊断病例 38 例，疑似病例 2 例，报告病例数较上一年同期（29 例）上升 214%，无死亡病例报告。首例病例发病日期为 1 月 5 日，末例病例发病日期为 6 月 10 日，病例报告主要集中在 2—4 月，病例报告从 1 月下旬开始增多，5 月初病例开始减少（图 2-1）。

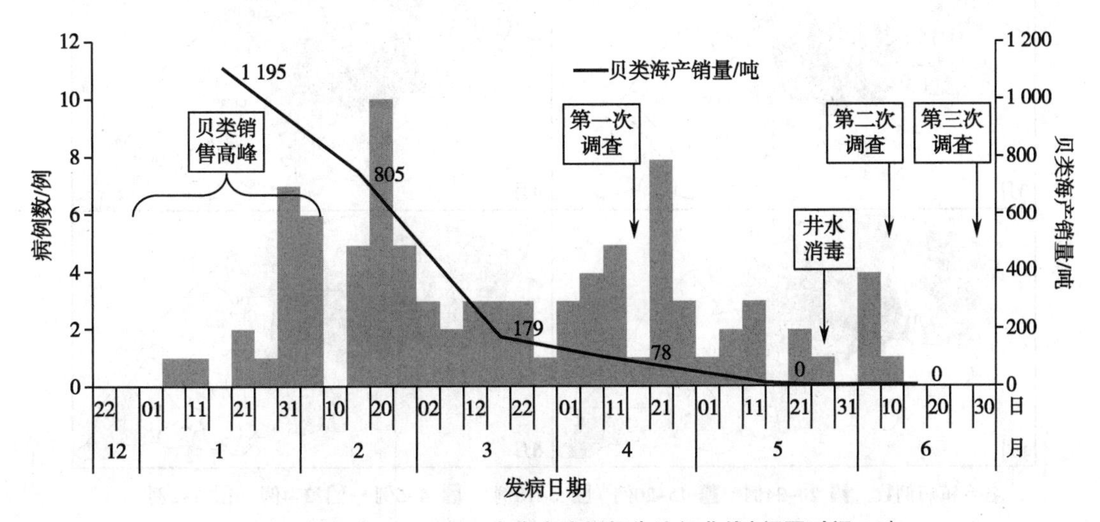

图 2-1　2014 年 1—6 月 C 市伤寒病例报告流行曲线（间隔时间 5d）

从人群职业分布显示，91 例病例中男性病例 51 例，女性病例 40 例，性别比 1.28∶1。病例年龄最小 2 岁，最大 77 岁，主要以成人发病为主，其中 20 岁组和 50 岁组发病率最高。病例以农民为主（占 72%），此外还有学生、工人、农民工、商业服务人员。病例中 C 市当地户籍病例为主（占 90%），提示本次伤寒疫情可能与当地人某种生活习惯或行为有关。

从病例地区分布显示，该起伤寒疫情波及 13 个镇（街道），其中位于 C 市市中心的 3 个镇（街道）病例数占全市病例数的 52.81%。1—6 月的地图累积分布提示伤寒病例最初从中心城区逐渐扩散到周边乡镇 / 街道，部分周边乡镇无病例报告（图 2-2）。

问题 8　简述流行曲线制作要点。你能从图 2-1 上获得什么信息？

问题 9　简述绘制病例地区分布图的作用。你能从图 2-2 上获得什么信息？

三、卫生学调查与危险因素分析

C 市（县级市）地处东海之滨，当地居民喜好食用生的或半生的蛤子、毛蚶、牡蛎等贝类海产品。特别是春节等节假日期间，市场销量会明显增加，为亲友聚会必备菜品。为了保持产品的新鲜，只在出售前用流水将污泥冲洗，也有部分居民直接购买带污泥的产品。C 市内各菜场销售的贝类海产品大部分来自该市农副产品批发市场，而农副产品批发市场中的贝类海产品多数来自所在地级市的另一下辖县。目前，除 C 市外，所在地级市的其他县区（包括贝类海产品主来源县）伤寒疫情与往年持平，无明显上升趋势。此外，C 市部分乡镇虽有贝类海产品供应，但无病例报告。对 C 市部分菜市场现场调查发现，城区（镇）的中心菜

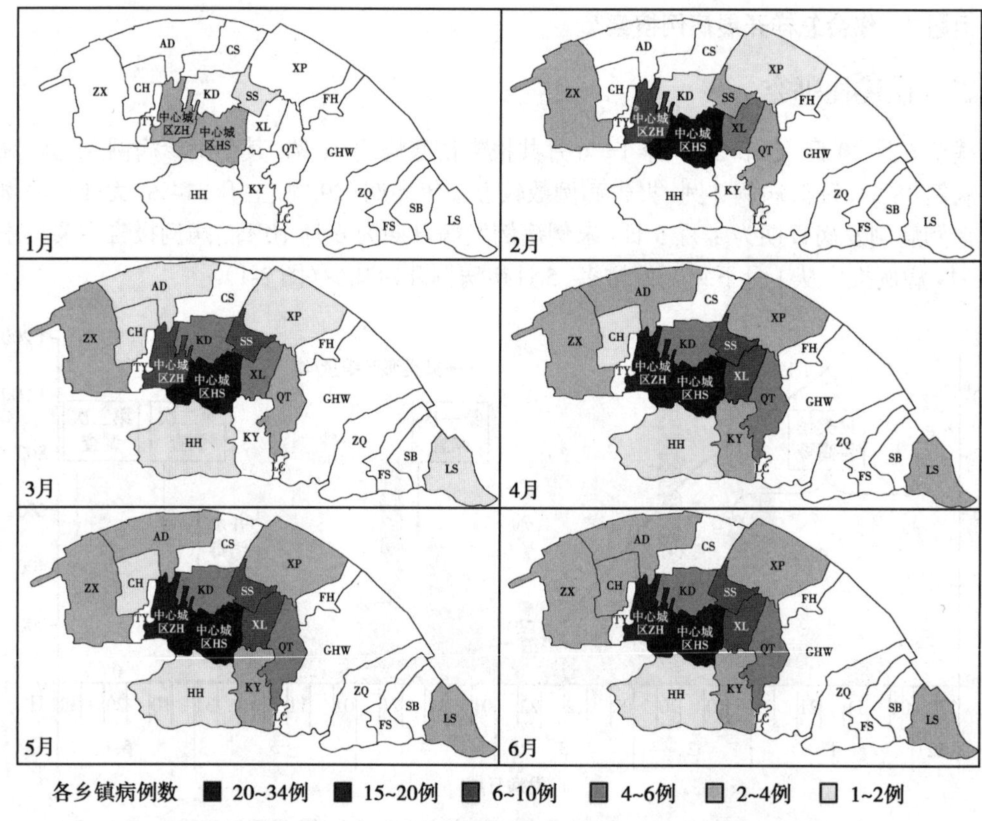

图 2-2　2014 年 1—6 月 C 市伤寒病例分街道 / 乡镇累积分布图

市场卫生环境较好，未发现使用井水的现象，但是村级菜市场卫生环境较差，地面有污水。虽然有管网自来水供应，但是存在使用井水冲洗贝类海产品的现象，村级菜市场内厕所环境很差，且离水井较近，提示井水有受到粪便污染，进而污染海产品的可能。此外，根据调查得知城区某村级菜市场贝类海产品相对便宜，因此辐射范围广、销量大，亲友聚餐所需贝类海产品大多采购于此。1—6 月贝类海产品月销量数据显示，最初约 1 200 吨，随后逐月下降，到 5 月后销售很少（图 2-1）。目前 C 市已实现全市管网自来水供应，但是水井依然众多，特别是在农村地区，90% 的农户家中有私井，主要用来洗衣、拖地，但不排除部分居民特别是老年居民仍饮用井水。此外，C 市农村地区的农户家中普遍有茅厕，距离井口直线距离一般为 5～10m，当地为砂质土壤，存在粪便污染井水的可能。

由于伤寒主要经粪 - 口途径传播，调查组访谈了大多数病例发病前 1 个月内的饮食饮水情况后发现，早期病例多与生食贝类海产品有关，后期病例多与使用井水有关系。

问题 10　根据上述资料，可以初步形成什么假设？

问题 11　简述病例对照研究中对照的选择标准及对照的来源。

问题 12　根据表 2-1 资料，计算生食贝类海产品 *OR* 值和 95%*CI*，并解释。

问题 13　根据表 2-2 资料，计算经常使用井水和在外食用快餐的 *OR* 值和 95%*CI*，并解释。

为验证假设，调查组开展了病例对照研究，以便评价同该起伤寒暴发疫情有关的危险因素：选择临床诊断病例和确诊病例共 76 例作为病例组，在 76 例患者所在社区按照 1∶1 的比例，随机选择 76 名健康居民作为对照组。通过问卷访谈，了解病例和对照在饮水、饮食、生活习惯、在外食用快餐、亲友聚餐等情况。流行曲线显示，本起伤寒暴发疫情有两个高峰期，分别为1—2月和3—5月。考虑到本起疫情早期主要在城镇传播，后期在农村传播，而且污染的途径不同，因此根据病例发病时间，将调查数据分为两组（将1—2月的病例作为A组，3—5月的病例作为B组）再进行分析（表2-1、表2-2）。

表2-1 2014年C市伤寒疫情A组病例对照调查结果

因素	病例组/人	对照组/人	暴露比/%	
			病例组（n=36）	对照组（n=36）
私井	27	29	75.00	80.56
经常使用井水	10	5	27.78	13.89
在外食用快餐	5	6	13.89	16.67
亲友聚餐	23	12	63.89	33.33
生食贝类海产品	28	16	77.78	44.44

表2-2 2014年C市伤寒疫情B组病例对照调查分析结果

因素	病例组/人	对照组/人	暴露比/%	
			病例组（n=40）	对照组（n=40）
私井	32	28	80.00	70.00
经常使用井水	14	0	35.00	0.00
在外食用快餐	20	5	50.00	12.50
亲友聚餐	9	5	22.50	12.50
生食贝类海产品	10	9	25.00	22.50

本次C市伤寒疫情中，接近41%的病例有生食海产品的习惯，超过75%的病例家庭有私井，其中41%的病例有经常使用井水淘米、洗菜、刷牙等经历。现场调查和统计分析提示，本次疫情主要由村级菜市场销售时使用受粪便污染的井水冲洗贝类海产品而引起发病。由于春节期间此类产品销量大，亲友聚会频繁，而贝类海产品是聚会必备菜品，导致聚餐人群的伤寒暴发。后期因伤寒病例逐渐增加，农村地区私井众多，环境卫生较差，导致井水受到粪便污染，居民通过使用井水淘米、洗菜、刷牙等途径而感染、发病，也不排除在排档、快餐店进食了受污染的海产品而感染、发病。

第三部分 实验室检测及病因推断

一、环境与食品检测

检测人员共采集381份毛蚶、牡蛎等可疑贝类海产品进行致病菌检测，未检出伤寒沙门菌；共采集263份相关从业人员粪便标本进行带菌筛查，未检出伤寒沙门菌；共采集221份菜市场、农户家中自来水管网末梢水、井水水样，未检出伤寒沙门菌；菜市场及农户家中井水卫生学检测结果显示，菌落总数>420CFU/mL，总大肠菌群>80MPN/100mL，耐热大肠菌群>20MPN/100mL。这说明菜市场及农户家中井水污染严重，不符合饮用水标准。

二、血培养与耐药性检测

检测人员采集 84 例病例的全血标本进行细菌培养，结果伤寒沙门菌培养阳性 31 份，阳性率 36.90%。对伤寒沙门菌进行耐药性测定，结果显示这些菌株对抗生素敏感，未发现耐药菌株（表 2-3）。

表 2-3 31 份伤寒沙门菌菌株耐药性检测结果

药物	药敏试验结果		耐药率 /%
	敏感病例数 / 例	耐药病例数 / 例	
环丙沙星	31	0	0
复方新诺明	29	0	0
头孢噻肟	4	0	0
头孢曲松	28	0	0
头孢唑林	27	0	0
头孢他啶	31	0	0
头孢吡肟	31	0	0
哌拉西林	3	0	0
亚胺培南	31	0	0
氨曲南	27	0	0
左氧氟沙星	27	0	0
厄他培南	27	0	0
美罗培南	29	0	0
替加环素	28	0	0

问题 14 请对环境、食品和血培养结果进行解释。如果要溯源证明是同一传染来源，还可进行什么检测？

第四部分 暴发疫情控制

C 市疾病预防控制中心在接到疫情报告后迅速采取了病例隔离治疗，对密切接触者严格管理，加强疫点消毒和公共使用的水井、家庭使用的水井消毒工作，加强可疑贝类海产品致病菌检测工作，禁止餐饮店销售生吃的贝类海产品；在可能存在污染的河塘水边设置安全使用警示牌，避免使用不洁水源，并对患者家及周边的化粪池、厕所、井水进行全面消毒。至 6 月下旬，C 市伤寒疫情得到有效控制。

问题 15 伤寒患者解除隔离的标准是什么？如何判断疫情终止？

问题 16 从本起疫情中可总结出哪些经验和教训？

第五部分 调查结论

该起疫情主要是通过进食被污染贝类海产品及使用未经消毒的被污染井水而导致的伤寒暴发，病原体为伤寒沙门菌。发病有两个流行高峰期，分别为1—2月和3—5月，第一个发病高峰暴露期与元旦春节期间贝类海产品销售高峰一致。流行区域局限在C市范围内，由中心城区逐渐向周边乡镇/街道扩散。病例对照研究结果从流行病学角度证明了本调查的病因假设：第一个发病高峰期提示，病例亲友聚餐和生食贝类海产品会增加发病风险；第二个发病高峰期的病例有淘米、洗菜、刷牙等经口使用井水经历，提示此类行为会导致发病风险增加。

该起伤寒疫情调查结果指向生吃或半生吃贝类海产品的食品安全问题和使用易被粪便污染井水的卫生习惯问题。伤寒暴发后，通过市场监管、卫生行政等部门通力协作，隔离治疗患者，井水消毒，消除海产品污染，加强监管，大力开展健康宣教，落实改水、改厕等措施，控制了暴发疫情。

参考答案

问题1 如果你是C市疾控中心疫情管理人员，接到报告后应如何反应？

1. 初步了解病例基本情况、发病时间、主要症状体征及实验室结果，是否有重症及死亡病例。

2. 检索疾病监测信息系统，了解病例报告情况和历年发病水平。

3. 立即向中心领导汇报，并向市卫生健康局和上级疾控中心紧急汇报。

问题2 根据上述资料，你认为这是一起伤寒暴发疫情吗？

根据上述材料，C市1—6月报告的伤寒发病率远高于基线水平且发病时间和地点相对集中，应引起高度关注，可以初步判断为一起伤寒暴发疫情，但原因未明。

问题3 该事件的初步现场调查应该收集哪些信息和资料？

1. 个案调查 首先应对患者进行详细的流行病学个案调查；同时患者家庭成员、邻居、临床医生，以及其他近期密切接触人员必要时也应进行调查。

2. 现场观察 仔细查看了解患者现场实际情况，如近期饮食饮水卫生情况、生活/工作地点卫生管理情况、患者近期人员接触情况等。

3. 样本采集 为明确可疑传染源或传播途径，确定周边人员和环境的污染情况，可采集相关人员的生物学样本、周边环境卫生样本、近期食物和饮水样本。

问题4 针对该事件，病例个案调查应包括哪些内容？

个案调查应包括：①识别信息，如人口学特征（姓名、身份证号、联系电话、性别、年龄、职业、工作单位、家庭住址等）；②临床诊疗信息，如发病日期、症状体征、病程、治疗效果等；③实验室检测结果；④流行病学情况；⑤调查人员信息、日期。

问题5 针对该伤寒疫情的流行病学调查应关注哪些方面？

1. 近期饮水情况及饮用水卫生状况。

2. 近期饮食情况，如家庭饮食史、外出饮食史、聚餐情况等。

3. 生活及工作单位卫生状况。

4. 周边密切接触人员发病或患病情况。

问题6 请针对该事件制订调查病例定义。

1. 疑似病例　2014年1—6月C市常住居民或居住>1个月外来人员中出现不明原因持续发热伴相对缓脉，肝脾大，表情淡漠、呆滞，玫瑰疹等症状/体征之一者。

2. 临床诊断病例　疑似病例肥达反应阳性者，或白细胞总数正常或低下、嗜酸性粒细胞较少或消失者。

3. 确诊病例　疑似病例血清肥达反应“O”或“H”抗体效价4倍或以上升高，或血、骨髓、粪便标本中分离到伤寒沙门菌者。

问题7 你会怎样开展病例搜索？

根据病例定义开展病例搜索：

1. 在C市，以人民医院为主的7家县级医院及受波及的乡镇（街道）卫生院（社区卫生服务中心）门诊与住院记录进行检索门诊和住院病例。

2. 查询受波及乡镇范围内的村卫生室、卫生服务站的就诊记录。

3. 询问病例是否知道其他相似病例。

4. 通过病例访谈进行家庭病例搜索。

5. 查阅传染病报告信息管理系统，核实网络报告的伤寒病例。

6. 在受波及乡镇范围内的特定职业病例中（饮食相关行业，如加工、销售等）开展密切接触者肛拭子筛查，发现轻症病例及健康带菌者。

问题8 简述流行曲线制作要点。你能从图2-1上获得什么信息？

1. 制作流行曲线时，时间间隔不能太大或太小，一般为潜伏期的1/3～1/8；X轴开始和结束时间，通常前后各保留1～2个潜伏期。

2. 91例病例分布于1月5日—6月10日。流行曲线显示，本次伤寒疫情从1月下旬病例开始增多，5月初病例开始减少，2—4月为高峰平台期，持续时间长。因此可以推断，本次暴发不是一次性暴露，可能是持续同源暴露或混合传播模式。其中，2月和4月病例报告比较集中，提示可能存在局部暴发疫情。

问题9 简述绘制病例地区分布图的作用。你能从图2-2上获得什么信息？

绘制病例空间分布图有助于调查人员评估暴发的地理范围，此外还可以显示传播模式，如病例的聚集性可能会提供有关暴发原因或感染来源的信息。通常用标点地图和分级统计地图来描述疾病的地区分布。本案例中运用的分级统计地图，常用于病例较多或者病例的确切地理坐标未知的情况，并结合时间因素进行动态分析考虑疫情的动态蔓延和发展变化趋势。从图2-2中可以发现，伤寒病例最初从中心城区逐渐扩散到周边乡镇/街道，可能与最初的危险因素有关联，部分周边乡镇无病例报告，可能与发病乡镇某暴露因素存在差异。

问题 10　根据上述资料，可以初步形成什么假设？

由于伤寒主要经粪 - 口途径传播，通过对病例访谈、居民饮食饮水习惯、海产品购销链调查，提出假设如下：早期病例由于食用的蛤子等贝类海产品在村级菜市场销售前因使用被粪便污染的井水冲洗而被伤寒沙门菌污染，后期随着伤寒病例的增加，粪便排菌随之增加，农户家中的井水受到粪便污染，进而引起疫情的进一步扩散。病例的地区分布也从侧面证实了这一假设，即疫情逐渐由中心城区向乡村扩散。

问题 11　简述病例对照研究中对照的选择标准及对照的来源。

1. 选择标准　对照组应选择同一村（社区）既往未患伤寒的健康居民（可按照性别、年龄进行 1∶1 匹配）。

2. 对照的来源　患者的邻居、朋友、工作单位同事等。

问题 12　根据表 2–1 资料，计算生食贝类海产品 *OR* 值和 95%*CI*，并解释。

A 组病例和对照组家中拥有私井的比例分别为 75.00% 和 80.56%，差异无统计学意义；在经常使用井水（淘米、洗菜和刷牙）和在外食用快餐（卫生条件较差的小饭店）方面差异也无统计学意义，但是在生食贝类海产品（*OR*=4.38，95%*CI*：1.41～13.97）方面，差异有统计学意义，提示早期病例与生食贝类海产品有流行病学关联。

问题 13　根据表 2–2 资料，计算经常使用井水和在外食用快餐的 *OR* 值和 95%*CI*，并解释。

B 组病例和对照组仅在经常使用井水（淘米、洗菜和刷牙）（*OR*=22.89，95%*CI*：2.73～503.40）和在外食用快餐（*OR*=7.00，95%*CI*：2.05～25.40）方面差异有统计学意义，提示后期病例与经常使用井水或在外食用不洁食物有流行病学关联。

问题 14　请对环境、食品和血培养结果进行解释。如果要溯源证明是同一传染来源，还可进行什么检测？

该起疫情中对可疑贝类海产品未检测出伤寒沙门菌，可能与采样检测时间离早期贝类海产品污染相差较远有一定关系；病例与市场环境中的井水虽然也未检测出伤寒沙门菌，但是卫生学检测指标均严重超标，提示井水污染较严重，存在被伤寒沙门菌污染的可能；采集患者血标本进行伤寒沙门菌培养，并对阳性标本进行耐药性检测，这对确定导致暴发的病原体和溯源调查都是必要的，对患者的治疗也是有帮助的。如果要溯源证明是同一传染来源，还可对阳性菌株进行脉冲场凝胶电泳（pulsed field gel electrophoresis，PFGE）检测。PFGE 被广泛应用于很多菌种的分子流行病学研究中，用于分析菌株之间的相关性，协助追踪感染来源，在疫情溯源方面发挥重要的作用。所有确诊病例（包括早期病例和后期病例）菌株分子分型条带完全一致（同源性为 100%），可确认本次伤寒暴发是由一种型别的病原菌引起。

问题 15　伤寒患者解除隔离的标准是什么？如何判断疫情终止？

所有伤寒患者或疑似患者都要及时隔离治疗。经正规治疗至临床症状完全消失后 2 周或临床症状消失、停药1周后粪检2次阴性(2次检测间隔2～3d),方可解除隔离。

经过一个最长潜伏期无新发病例报告,所有病例均康复并符合解除隔离标准,患者家庭、隔离病房等相关污染场所均开展终末消毒,可以认定本次伤寒流行疫情已得到有效控制、达到结案标准。

问题16 从本起疫情中可总结出哪些经验和教训?

1. 传染病监测、发现能力有待加强 主要为疫情发现不够及时,首例病例发病日期为1月5日,1月下旬病例数量明显增多,直到4月才进行调查处置,且对可能存在的传染源采取相关控制措施较晚,未能在疫情早期及时处置。

2. 信息调查不全面 疫情持续时间较久,导致流行病学调查可能存在回忆偏倚,遗漏掉早期的一些危险因素;其次,现场采样也无法采集首例病例接触到的相关环境及生物样本,对病原进行追溯造成一定困难。

(易 波 张栋梁)

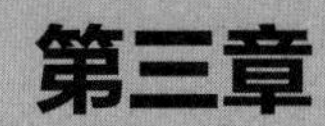

第三章 某学校一起沙门菌肠炎暴发调查

学习目的

1. 掌握暴发调查的步骤。
2. 熟悉暴发调查中的病因分析思路。
3. 培养综合分析资料、获取病因线索的能力。

第一部分 背 景

2020年5月18日，N市疾控中心接市领导批示，N市E学院出现涉及多人的发热、腹泻情况。N市、C市两级疾控中心及新区管委会立即开展了流行病学调查，与市教育局、新区市场管理局协同开展疫情处置，省疾控中心专家也于5月19日上午至现场，指导疫情现场处置。

问题1　疾控中心在接到领导批示，针对前期收集到的情况，该起事件作何初步判断？

问题2　疾控中心工作人员在出发前往现场前，还需了解现场哪些情况？

问题3　如果你是疾控中心前往疫情现场调查的人员，需要做哪些前期准备工作？

第二部分 现 场 调 查

一、学校基本情况

该学校共有师生教职员工2 975人（教师216人，学生2 558人，食堂工作人员、门卫等共计201人）。学校共有55个班级，490间宿舍。学生均住宿，无走读生。由于学校实行封闭管理，外卖食品不得进入校区。学校共有食堂3个，一、二楼食堂为学生食堂，三楼食堂为教师食堂。学校有超市小卖部1个，咖啡吧1个。供应饮用水源为自来水净化器加热后，水壶灌装饮用，教学区每个楼层1个，宿舍区每个楼层2个。学校于5月8—10日开学报到。

问题4　到达现场以后，为核实诊断，需要做哪些工作？

问题5　现场流行病学调查的步骤有哪些？

二、流行病学调查

（一）病例定义

1. 监测病例　5月9日复学以来，该学院学生和教职员工中出现腹泻（或大便性状改变）伴发热（体温≥37.3℃）、呕吐等症状之一者。

2. 临床诊断病例　符合腹泻≥3次或呕吐的疑似病例。

3. 确诊病例　病例粪便标本、肛拭子或呕吐物中检出致病菌或核酸检测阳性的病例。

问题6　现场如何进行病例搜索？

问题7　需从哪些方面对病例进行描述？

问题8　病例定义如何确定？有哪些原则？请根据目前掌握的资料，制订用于搜索的病例定义。

（二）疫情概况

经病例搜索发现，截至5月21日15时，该学院共发现监测病例32例，临床诊断病例33例，确诊病例10例，总罹患率为2.52%，其中学生74例，教职员工1例。病例散在分布在36个班级，最多6例，最少1例，占所有班级数的69.09%（38/55）。首发病例发病时间为2020年5月16日早上7时，末例病例发病时间为19日凌晨1时。

首发病例陈某某，女，2019级学前教育9班，5月16日早上7时出现腹泻，共5次，水样便，5月17日出现发热乏力，37.5℃，无腹痛、呕吐等症状。血常规显示，中性粒细胞百分比升高（81.20%）。

（三）流行病学特征

1. 人群分布　75例病例有74例为学生，1例为老师，病例散在分布在36个班级。年龄最大28岁，最小18岁，以19岁最多（72.2%）。男性7名，女性68名，男女性别比为1∶10。

2. 地点分布　病例散在分布在36个班级，最多6例，最少1例，占所有班级数的69.09%（38/55）。

3. 时间分布　病例最早发病时间为5月16日上午7时。发病高峰集中于5月17日8时—5月18日12时，占所有病例数的68.92%，流行曲线呈双峰分布，提示可能存在多次暴露（图3-1）。

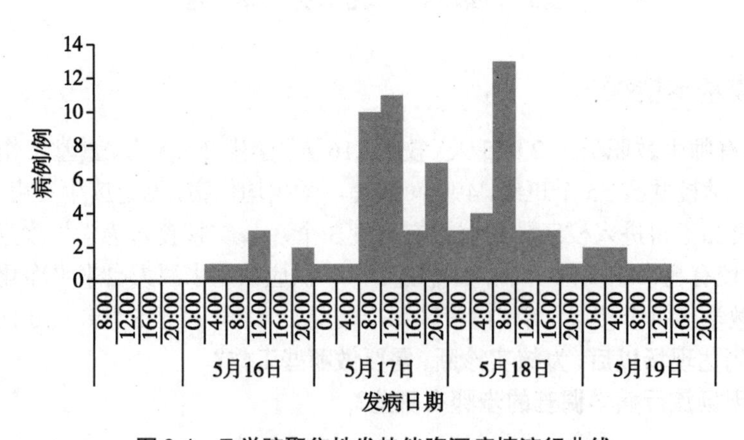

图3-1　E学院聚集性发热伴腹泻疫情流行曲线

问题9　点源暴露模式中，如何推算可疑暴露时间？

三、临床表现

临床表现以腹泻(97.33%)、发热(94.67%)、腹痛(77.33%)、头痛(70.67%)为主(表3-1),血常规检测显示白细胞计数升高的病例占74.3%。

表3-1 E学院聚集性发热疫情临床症状分布表

症状	病例数/例(n=75)	比例/%
腹泻	73	97.33
发热	71	94.67
腹痛	58	77.33
头痛	53	70.67
乏力	47	62.67
呕吐	22	29.33

问题10　根据症状分布,本次疫情暴发可能是哪些病原体引起的?

问题11　对于本次疫情暴发事件,应采集何种标本?标本采集有哪些注意事项?

问题12　食源性疾病暴发疫情的采样需要注意什么?

第三部分　实验室检测

1. 采集所有病例鼻咽拭子和血清进行新型冠状病毒核酸和血清学检测,结果均为阴性。

2. 累计采集21份学生病例粪便标本,经采用细菌培养(12份)和增菌聚合酶链反应(polymerase chain reaction,PCR)(9份)方法,共检出10份标本沙门菌阳性,其中细菌培养3份阳性,阳性率25%;PCR阳性7份,阳性率为77.78%,经菌种鉴定,10份均为肯塔基沙门菌。此外,21份标本肠道病毒(诺如病毒、札幌病毒、星状病毒)检测均为阴性。

3. 累计采集48份食堂从业人员粪便标本,其中一楼食堂和二楼食堂各24份,经增菌PCR方法检测及菌种鉴定,一楼食堂5位从业人员沙门菌核酸阳性且均为肯塔基沙门菌。

4. 市场监管部门采集5月17—18日食堂留样150份,送第三方检测机构检测,结果未出。因15—16日食堂留样已处理,未采集到样品。

5. 市场监管部门采集市政管网末梢水、校内二次供水末梢水、校内直饮水各2份,共6份,开展细菌总数、大肠埃希菌、志贺菌、沙门菌检测,未检出上述致病菌。

问题13　根据临床症状分布和流行病学特征,推断本次暴发疫情可能是由什么疾病引起的?依据是什么?如何证实?

问题14　沙门菌导致暴发疫情的可能传播方式有哪些?请分析本次事件传播的可能性及依据。

问题15　请描述本次疫情特点并提出暴发的流行病学病因假设。

问题16　你建议采取何种分析流行病学研究的方法,为什么?

第四部分　分析性流行病学

调查组对病例发病前的饮食、饮水、可疑接触史、个人卫生习惯等方面开展了流行病学调查，同时选择病例最多的几个班级未发病学生开展了病例对照研究。经统计分析发现：饮水、接触史、个人卫生习惯、点外卖、小卖部购买散装食物、咖啡厅就餐等病例组和对照组差异均无统计学意义；5 月 15 日午餐在一楼食堂就餐的 515 名学生中有 46 人发病，罹患率为 8.93%；在二楼食堂就餐的 844 名学生中有 1 人发病，罹患率为 0.12%，差异有统计学意义，提示在食堂一楼就餐是可疑危险因素。进一步的分析发现，5 月 15 日食堂一楼的午餐和晚餐，以及 16 日的午餐和晚餐均为危险因素，且进一步分析每一餐次均有不同的食物为危险因素，因此怀疑食堂环境和加工食物的用具容器可能被污染。这一推断也与流行曲线双峰分布相吻合。详见表 3-2 和表 3-3。

表 3-2　可疑餐次排查表

日期	餐次	病例组 / 例	对照组 / 例	暴露比 /%		*OR*	95%*CI*
				病例组（n=57）	对照组（n=82）		
15 日	午餐	49	29	85.96	35.37	11.19	4.67～26.82
	晚餐	33	19	57.89	23.17	4.56	2.19～9.50
16 日	午餐	35	31	61.40	37.80	2.62	1.31～5.25
	晚餐	24	20	42.11	24.39	2.25	1.09～4.67

表 3-3　可疑食物排查表

餐次	可疑食物	病例组 / 例	对照组 / 例	暴露比 /%		*OR*	95%*CI*
				病例组（n=57）	对照组（n=82）		
15 日中	葱油鸡	44	11	8.51	3.70	21.33	5.27～86.42
	咸菜南瓜	21	5	72.41	25.00	7.88	2.15～28.87
15 日晚	红烧肉	21	10	70.00	41.67	3.27	1.06～10.07
	蒜泥青菜	20	7	68.97	31.82	4.76	1.44～15.70
16 日中	清炒西葫芦	20	12	76.92	42.86	4.44	1.37～14.47
16 日晚	木耳包菜	9	5	60.00	22.73	5.1	1.21～21.43

问题 17　如何解释病例对照研究结果？

第五部分 卫生学调查

学校供应饮用水源为自来水净化器加热后，水壶灌装饮用，教学区每个楼层1个，宿舍区每个楼层2个。经调查发现，5月16日上午学校附近的市政管网水管破裂，导致学校停水2h，停水期间食堂一楼水压较小，二楼食堂临时使用水箱水。

学校共有3个食堂，其中一楼和二楼为学生食堂，三楼为教师食堂，一楼食堂环境卫生尚可，卫生消毒设施齐全，但调查时食堂已暂停开放，因此未看到现场加工流程。

第六部分 调 查 结 论

根据病例临床表现及实验室检测结果，排除新型冠状病毒感染可能，考虑为沙门菌污染食堂环境和食品加工用具、容器，从而导致售卖的多种食物持续受到污染，进一步引起学生聚集性胃肠炎暴发。

问题18 初次报告中应有哪些内容，有哪些要求？

问题19 假设你是联合调查组的组长，针对该学校疫情，你会如何建议下一步工作？

问题20 针对本起事件调查处置的不同阶段，可以采取哪些控制措施？

第七部分 工 作 建 议

1. 继续落实专人，加强全校学生及教职员工健康监测，建立日报制度，以班级为单位，落实专人开展监测，发现异常（发热、腹泻等），每日向杭州湾新区社区卫生服务中心报告，直至疫情控制结束。

2. 加强学生食堂卫生管理，按照市场监管部门要求，严格进货源头管理，优化食品加工流程，避免生熟不分，禁止售卖凉拌菜，落实清洗消毒措施，加强从业人员管理。

3. 加强饮用水监管和监测，自即日起停止净水器使用，师生及学校工作人员均饮用烧熟的开水。

4. 校内全面落实消毒，每日至少1次，重点为餐厅、教室、宿舍、卫生间、图书馆。

5. 在学校不同层面开展肠道传染病预防知识宣传教育，使全校师生及教职员工养成“勤洗手、喝开水、吃熟食”习惯。

6. 控制舆情，正面导向，维护校园稳定，避免不必要的再生社会事件发酵。

问题21 如果你是市级卫生行政部门负责宣传沟通的人员，应当如何开展针对性的应急风险沟通工作？接受媒体采访应注意哪些事项？

问题22 食品安全突发事件结束应急响应具备哪些条件？应急响应终止的程序是怎样的？

问题23 突发公共卫生事件的应急响应结束，疾控机构应及时对“突发公共卫生事件管理信息系统”中的报告信息进行结案报告。请试着写出一份食源性疾病疫情暴发的流行病学调查报告提纲。

参考答案

问题1 疾控中心在接到领导批示，针对前期收集到的情况，该起事件作何初步判断？

1. 从现有的概要情况看，病例发热症状较为普遍，初步排除食物中毒(毒物)的可能。

2. 从临床表现看，为胃肠道传染病(感染性)的可能性较大。

3. 从时间和地点看，在春夏季节，又是学校这样的集中供餐单位，较为符合由食物引起的肠道传染病疫情的表现。

4. 具体的感染来源及病原体尚不明确，有待进一步调查。

问题2 疾控中心工作人员在出发前往现场前，还需了解现场哪些情况？

1. 在电话中主动询问疫情具体情况　病例发现方式、发病数(因病缺课数)、发病时间、主要症状、有无重症和住院等。

2. 了解学校的基本情况　地理位置、在校师生数、联系人和联系方式、有无食堂、有无二次供水、近期有无聚餐、集体活动等。

3. 主动传达和报告信息，如科室领导和中心分管领导。

4. 初步判断疫情概况，做好赴现场调查处置准备。

5. 确定当地资源　监测、应急、检测能力，存在问题。

问题3 如果你是疾控中心前往疫情现场调查的人员，需要做哪些前期准备工作？

1. 组织人员(流行病学调查人员、实验室人员等)。

2. 物资准备(调查表、采样表、采样用品、快速检测设备等)。

3. 资料准备(文献、预案和技术方案、联系人、联系方式等)。

4. 后勤支持(车辆、司机、网络通信等)。

5. 个人防护用品　对于不明原因疾病，可按照烈性传染病的防护设施做好准备。

问题4 到达现场以后，为核实诊断，需要做哪些工作？

1. 访视病例，收集患者基本情况。

2. 查阅病历，查看实验检测结果，收集患者症状、体征和实验室资料。

3. 结合临床表现、实验室检查和流行病学资料，综合分析做出判断。

4. 学校的基本情况，包括：①学生、老师、食堂职工等主要校内人员数量；②校内人员用餐和饮水来源；③学校周边环境(特别是餐馆情况)。

问题5 现场流行病学调查的步骤有哪些？

现场流行病学调查步骤一般包括现场准备工作、核实诊断、制订病例定义、病例搜索、个案调查、描述性流行病学分析(病例三间分布等)、提出假设、分析性流行病学分析(包括提出病因假设、验证假设、队列或病例对照研究分析等)、实施控制措施和建议对策总结报告等。

问题6　现场如何进行病例搜索?

1. 查阅学校医务室门诊日志。

2. 访谈医院医生。

3. 查阅学校缺勤记录。

4. 走访学生宿舍。

5. 市属医院查阅门诊、住院记录等。

问题7　需从哪些方面对病例进行描述?

1. 病例分类　疑似病例、可能病例、确诊病例。

2. 临床表现　临床症状、粪便特性、平均病程等。

3. 诊疗情况　就诊率、住院率、转归情况等。

4. 发病时间。

5. 学生、教师等各类人群的发病率。

问题8　病例定义如何确定?有哪些原则?请根据目前掌握的资料,制订用于搜索的病例定义。

1. 病例定义的主要元素包括流行病学标准、临床判断标准和实验室特异性检查结果。流行病学标准包括时间(如往前推首发病例发病前1~2个疾病最长潜伏期)、地点(如某学校、某社区)、人群(如某旅行团的全体游客和导游);临床判断标准包括症状体征(如发热、呕吐、腹泻、皮疹等)、临床一般检查(如血常规、尿常规、影像学检查等)、特异性药物治疗有效(如维生素K_1治疗抗凝血鼠药中毒、亚甲蓝治疗亚硝酸盐中毒等);实验室特异性检查结果包括抗原抗体检测、PCR检测、病原培养分离结果等。

2. 病例定义的原则

(1) 简单、易用、客观。

(2) 分层次:疑似病例、可能病例(临床诊断病例)、实验室确诊病例。

(3) 现场调查的不同阶段:①早期—"宽松"敏感性高—发现更多的病例—控制;②中期—严格、特异性高—病因研究;③后期—监测病例定义—监测的目的。

3. 病例定义与临床诊断标准的差异　暴发调查的病例定义不同于疾病诊断标准,是为了特定的现场调查设计的,通常采用"某时间内某区域内某人群中具有某临床特征的人"这样的形式,并按确定程度分为疑似病例、可能病例和确诊病例。而疾病的诊断标准是供临床专业人员使用,是为疾病监测、诊疗服务等设计的。

4. 本次疫情病例定义

(1) 时间:2020年5月9—21日。

(2) 人群:该大学的学生、教师及其他工作人员。

(3) 临床表现或实验室检测

1) 疑似病例:发生腹泻(≥3次/24h)者。

2) 可能病例:疑似病例同时伴有腹痛、恶心、头痛、头晕、发热(≥37.5℃)等2项及以上症状者。

3) 确诊病例:疑似病例/可能病例伴有粪便沙门菌培养(+)。

问题9 点源暴露模式中，如何推算可疑暴露时间？

首例病例往前推最短潜伏期；末例病例往前推最长潜伏期；发病的中位数往前推平均潜伏期；3个时间节点组成的时间段，即为可能的暴露时间；如果点源暴露的病原体未知，可以认为首、末例病例的间隔时间约等于平均潜伏期。如果是用于推断食物中毒事件的暴露餐次，应在推算时间对应餐次的前后各增加一个餐次。

问题10 根据症状分布，本次疫情暴发可能是哪些病原体引起的？

1. 发热、头痛、咽痛、咳嗽症状，考虑呼吸系统疾病（流感病毒、副流感病毒、呼吸道合胞病毒、流感嗜血杆菌b、鼻病毒、腺病毒等感染）。

2. 有发热、呕吐、腹泻等症状，考虑胃肠道传染病（伤寒副伤寒、诺如病毒、札幌病毒、轮状病毒、星状病毒、柯萨奇病毒等感染）。

3. 有发热、呕吐、腹泻等症状，考虑食物中毒类［沙门菌、志贺菌、大肠埃希菌、副溶血性弧菌、蜡样芽孢杆菌、小肠结肠炎耶尔森菌、产气单胞菌、毗邻单胞菌属、空肠弯曲菌、霍乱弧菌（O1和非O1）、创伤弧菌、河流弧菌等感染］。

问题11 对于本次疫情暴发事件，应采集何种标本？标本采集有哪些注意事项？

针对此次疫情，应采集标本包括出现症状的患者粪便/肛拭子或呕吐物标本，进行细菌或病毒的病原学检测，同时也可采集同一患者的急性期和恢复期（发病2周以上）血清标本（每份2mL）进行抗体检测，采集出现病症的患者外周血样进行血常规检测。

采集学校食堂从业人员粪便/肛拭子样本，进行病例的病毒PCR检测。

对于可疑食物及水的标本开展检测工作：采集学校食物、水样，不同生产日期的桶装水样品，学校内水源则需采集水厂水源；有自备水井的则需要采集相应水样。

问题12 食源性疾病暴发疫情的采样需要注意什么？

1. 做好采样前的充分准备工作 ①采样工具：如长柄勺、长柄镊子、剪刀、消毒棉签、注射器、75%乙醇等；②样品容器：如灭菌广口瓶、采样箱等；③防护用品：如隔离衣、口罩、白帽子、手套等；④调查用表：如样品采样（送检）记录表，取证工具（照相机），相关文书等；⑤培养基：检验科应备有C-B保存液、亚硒酸盐增菌液、普通肉汤、1%葡萄糖肉汤、7.5%NaCl肉汤、嗜盐增菌液、碱性蛋白胨水、肠道增菌液、GN增菌液等。

2. 遵循采样原则 即代表性、典型性、适时性、适量性、程序性原则。

3. 掌握采集样品种类和数量 粪便，采2mL（g）；呕吐物或洗胃液，采50～100mL；食品，采200～500mL（g），固体250g，液体食品约为1L；涂抹样品，采炊具、容器等；血液，采3～5mL（g）；尿液，采不少于50mL；其他样本，采接触食品人员和厨师的肛拭子和手拭子等。

4. 落实采样及送样注意事项

（1）不同样本采集时注意无菌操作，防止出现污染或感染。

（2）粪便标本采集，做好能在发病首日采集样本，至多不超过发病急性期（48～72h），此时粪便稀、软，病毒排出量较多。中毒事件规模较小，患者人数在10人以下者，全部采集；中毒事件规模较大，患者人数较多，采集30%～50%临床症状典型的患者。

(3) 呕吐物：是患者粪便标本的最佳补充，有助于病原的诊断。该标本的采集、储存、运送条件等同于粪便。

(4) 可疑食物：采样方法为将残余食物用灭菌镊或汤匙采取，置于灭菌容器内。若无残余食物，可用消毒面拭子在盛放食物的容器（未清洗消毒）内进行擦拭，然后置于装有少量PBS试管内，若有体积较大的肉或鱼等，置于灭菌器内。罐头样品则在取出样品后直接送检，若有仅剩空盒，可将空盒进行送检。

(5) 采样时间的把握：用于分离培养微生物的样本，应尽可能在急性期和使用抗生素之前采集。若已使用抗生素则需加入药物拮抗剂，如加入青霉素酶拮抗青霉素，氨苯甲酸拮抗磺胺等。用于微生物抗体检测的血液样本，应采集急性期和恢复期2份样本。对不同疾病需要采集的样本种类、检测目的、采样时间及采样要求也不尽一致，需依据所检测的微生物确定。用于病毒分离和病毒抗原检测的样本，应在发病初期和急性期采样。病毒分类样本最好在发病1～2d采取。

(6) 棉拭子和木质拭子棒类材料中含有核酸扩增抑制剂，因此采集用于检测核酸的样本，如采集咽拭子或肛拭子等时不能使用这类材料，而应使用灭菌人造纤维拭子和塑料棒。

(7) 采集样本后最好立即送检，如条件不允许时，最好也不应超过4h。

(8) 气温较高的季节，样品应注意冷藏在2～8℃环境下，不超过3d保存时间，若需要长期保存，则应贮存在-20℃环境下。

(9) 送检样本必须有牢固的标签标明编号、采样日期等，并严密封闭包装。

(10) 采样者应附详细送检单，填写样本的名称、来源、件数、重量、采样日期、送检时间、检验项目、受理编号、送样人等，并向检验人员说明中毒表现等。

(11) 采样记录确保被采样单位负责人签字确认。

问题13　根据临床症状分布和流行病学特征，推断本次暴发疫情可能是由什么疾病引起的？依据是什么？如何证实？

发生在学校和托幼机构的聚集性疫情，以发热为主要临床表现，并有部分头痛和全身酸痛的全身症状，有咽痛和咳嗽的呼吸道症状，以及呕吐和腹泻的消化道症状。应考虑到呼吸道传染病和消化道传染病的可能。本次暴发疫情可能是某种呼吸道传染病或消化道传染病导致，也有较小概率是两种传染病同时暴发引起。

呼吸道传染病应考虑到流感病毒（甲型、乙型）、腺病毒等；消化道传染病应考虑到伤寒副伤寒、诺如病毒、札幌病毒、轮状病毒、星状病毒、细菌性痢疾、柯萨奇病毒等，以及食物中毒类的（沙门菌、副溶血性弧菌、大肠埃希菌、蜡样芽孢杆菌、产气荚膜梭菌、空肠弯曲菌等）。

证实或排除某种特定疾病需要结合流行病学史、临床表现、临床诊断和临床一般检查结果，最重要的是及时采集病例相应的标本（如血液、呕吐物、粪便、肛拭子、尿液、鼻咽拭子、痰液、肺泡灌洗液等）进行病原学检测和血清抗体检测。

问题14　沙门菌导致暴发疫情的可能传播方式有哪些？请分析本次事件传播的可能性及依据。

1. 经污染的饮水传播　在常规饮用水污染中，主要包括市政管网水、直饮水和桶装水等途径的污染引发的暴发疫情。在本次暴发疫情调查中发现，学校供应饮用水源为自来水净化器加热后，水壶灌装饮用。5月16日上午学校附近的市政管网水管破裂，导致学校停水2h，停水期间食堂一楼水压较小，二楼食堂临时使用水箱水。在对市政管网末梢水、校内二次供水末梢水、校内直饮水进行采样检测后，未检出致病菌。因此，经实验室检测后确认，本次疫情并非因供水污染引发的疫情暴发。

2. 经污染的食物传播　常规学校等集体单位发生的食源性疾病暴发疫情，饮食来源主要包括学校食堂内的食物污染引起的传播和通过校外就餐传播。本次疫情暴发后进行调查发现，学校共有食堂三个，一、二楼食堂为学生食堂，三楼食堂为教师食堂，学校有超市小卖部1个，咖啡吧1个。因疫情防控等因素，无校外就餐或是外卖进入本学校，不存在校外就餐导致疫情暴发的条件，因此调查的重点围绕校内就餐展开。

问题15　请描述本次疫情特点并提出暴发的流行病学病因假设。

病因假设为这是一起发生在某学校学生中，因5月15日、16日在学校一楼食堂就餐引起的沙门菌胃肠炎暴发疫情。主要依据如下：

1. 疾控中心实验室采集21份学生粪便样本，经细菌培养和增菌PCR，检出10份沙门菌阳性。经菌种鉴定，10份均为肯塔基沙门菌。其他肠道病毒（诺如病毒、札幌病毒、星状病毒等）均为阴性。

2. 累计采集48份食堂从业人员粪便标本，其中一楼食堂和二楼食堂各24份，经增菌PCR方法检测及菌种鉴定，一楼食堂5位从业人员沙门菌核酸阳性且均为肯塔基沙门菌。

3. 采集市政管网末梢水、校内二次供水末梢水、校内直饮水各2份，共6份，开展细菌总数、大肠埃希菌、志贺菌、沙门菌检测，未检出上述致病菌。且介水传播不是沙门菌胃肠炎的常见传播途径。由此可排除介水传播的可能性。

问题16　你建议采取何种分析流行病学研究的方法，为什么？

针对本次暴发疫情，病例对照研究和回顾性队列研究都是适用的。两者在循证医学的证据分级中的级别也比较接近。病例对照研究适用于发病例数比较少的研究，在现场调查中需要短时间内快速查找可疑危险因素，或者人力、物力无法满足充分调查时，病例对照研究也是较好的选择。一般当疫情波及社区人群，影响范围广泛时，病例对照研究更加高效。

与病例对照研究相比，回顾性队列研究具备队列研究的一些优点，可直接计算发病率、病死率，以及相对危险度（relative risk，RR）和归因危险度（attributable risk，AR）等反映疾病危险关联的指标，对我们认识暴发疾病的自然史更有帮助，而且队列研究的样本量相对较大，结果更稳定。

本次调查采用病例对照研究，因为学校对本次调查十分重视，配合程度高，经充分病例搜索，能够获取全部病例，且发病时间相对较短，能够充分回忆起暴露史。暴露情况易于调查获得。

问题17　如何解释病例对照研究结果？

按照餐次和可疑餐食，计算病例组和对照组之间进食与未进食的暴露情况，对比*OR*值和95%*CI*，结果表明15日午餐*OR*值为11.19，15日晚餐*OR*值为4.56，且95%*CI*不包含1，16日中晚餐*OR*值同样>1，95%*CI*虽然不包含1，但下限接近1，可能存在混杂因素。进一步开展分层分析，结果显示，15日午餐的葱油鸡的*OR*值为21.33，咸菜南瓜*OR*值为7.88，95%*CI*均不包含1，15日晚餐的可疑食物和16日中晚餐*OR*值均>1，95%*CI*也不包含1，但是接近1，分析可能是15日午餐出现沙门菌的集中暴露，随后因食堂环境、人员等未能做好彻底消毒，导致本次暴发疫情。

还可以进一步开展剂量反应关系分析，了解菜品的售出量和发病危险度之间是否存在剂量反应关系，了解食用这两种菜品发病人员的临床表现与食用量之间剂量反应关系。

问题18　初次报告中应有哪些内容，有哪些要求？

初次报告是对突发公共卫生事件初步核实后，根据事件发生情况及初步调查结果所撰写的调查报告。其目的是及时汇报事件发生及相关情况，研判突发公共卫生事件下一步的进展趋势，报告已采取的初步控制措施，并对下一步的工作或需要支持协调的事项提出建议，为下一步调查和控制提供依据。初次报告要求速度快、内容简要。

报告内容包括事件名称、初步判定的事件类别和性质、发生地点、发生时间、发病人数、死亡人数、主要的临床症状、可能原因、已采取的措施、报告单位、报告人员及通信方式等。

初次报告一是对事件发生、发现过程进行简要描述；二是对已经掌握的事件特征如三间分布等进行扼要的描述，简要分析对事件性质、波及范围以及危害程度等的判断；三是报告基于目前的情况和趋势，业已开展的工作、采取的措施，并就需进一步采取的措施提出建议。

如果有相关进展，可在进程报告中进行补充和修正。

问题19　假设你是联合调查组的组长，针对该学校疫情，你会如何建议下一步工作？

1. 启动学校突发公共卫生事件应急预案。由各班班主任老师配合校医，对因病请假在家学生的病情转归、诊疗结果进行追踪登记，由校医汇总后报告。

2. 加强学生食堂卫生管理，按照市场监管部门要求，严格进货源头管理，优化食品加工流程，避免生熟不分，禁止售卖凉拌菜，落实清洗消毒措施，加强从业人员管理。

3. 加强饮用水监管和监测，自即日起停止净水器使用，师生及学校工作人员均饮用烧熟的开水。

4. 校内全面落实消毒，每日至少1次，重点为餐厅、教室、宿舍、卫生间、图书馆。

5. 在学校不同层面开展肠道传染病预防知识宣传教育，使全校师生及教职员工养成“勤洗手、喝开水、吃熟食”习惯。

6. 控制舆情，正面导向，维护校园稳定，避免不必要的再生社会事件发酵。

问题20　针对本起事件调查处置的不同阶段，可以采取哪些控制措施？

突发公共卫生事件处置总体分为短期控制措施和长期控制措施。此外，在不同调查阶段也需要相应防控措施建议。

1. 调查初始阶段　经病例搜索后发现，自5月16日至5月19日，共发现学生病例74

例，教职员工病例 1 例，散在分布在 36 个班级。立即对学校食堂、教室、卫生间、医务室等重点场所进行集中清洗、消毒和加强通风，必要时停课。

2. 调查中期　在查明主要暴露因素是食堂就餐后，建议立即停止中、晚餐供应，对食堂员工进行健康监测，食堂内做好彻底清洗、消毒工作，食堂各种食品供应来源做好信息统计，同时密切关注学校内学生、教职工健康监测，必要时及时送医。

3. 调查后期　分析流行病学结果显示一楼食堂内环境和食物容器可能是本次疫情暴发的危险因素，建议一楼食堂员工停工，生病员工做好临床治疗，其他员工做好健康观察，对已经污染的食材进行销毁，对食堂内部环境、器具进行彻底消毒。同时继续做好学校内学生、教职工的健康监测工作，验证是否出现终止效应。

4. 事件结案后的长期控制措施　建议加强对全市学校和托幼机构负责人与校医的培训工作，做好学生、教职工的健康监测、"晨午检"、因病缺课等工作，加强聚集性疫情监测报告的敏感性。建议教育主管部门对全市学校和托幼机构供应课间餐、营养餐的情况进行摸排。建议市场监管部门举一反三，对供应全市学校和托幼机构课间餐、营养餐的企业进行全面的食品安全隐患排查。

问题 21　如果你是市级卫生行政部门负责宣传沟通的人员，应当如何开展针对性的应急风险沟通工作？接受媒体采访应注意哪些事项？

1. 风险沟通是突发公共卫生事件应急处置工作中的一个重要组成部分，是组织决策的前提和基础，也是政府部门、专业机构、公众和媒体之间建立的理性沟通桥梁。卫生应急的风险沟通需要坚持以下基本原则：提早准备、及时主动、权威发布、信息真实（如病例数、住院数、死亡人数等）、有力应对、维护信任。

2. 一定要保证信息沟通的及时、统一，面向媒体要有新闻通稿。在突发公共卫生事件发生和处理的过程中，实时发布新闻通稿是常用的媒体沟通方式，也是新闻发布会必须准备的材料。

新闻通稿应当包括以下基本要素：发生了什么事情；什么时间发生的；发生在什么地点；事件与哪些人有关；为什么会发生事件；怎么发生的。一般在通稿中要把要素交代清楚，且篇幅不要太长，把最希望传递出去的信息传递出去，保证新闻报道客观、集中、有力。

3. 接受媒体的采访是媒体沟通的重要方式，有助于快速、权威地传播事实真相。接受媒体采访应当注意遵循一定的程序，应得到上级领导的授权；了解媒体的主要兴趣点和需求；提前准备问答口径，计划好要传递的核心信息；简单了解面对的采访记者；选择合适的采访地点；时间允许的情况下可以提前预演；自己注意对采访内容录音备份；主动要求审核新闻稿件；保持对采访信息的关注和受众反馈情况。

问题 22　食品安全突发事件结束应急响应具备哪些条件？应急响应终止的程序是怎样的？

当食品安全突发事件得到控制，并符合以下要求，经分析评估认为可解除响应的，应当及时终止响应：

1. 食品安全突发事件伤病员全部得到救治，原患者病情稳定 24h 以上，且无新的急性病症患者出现，食源性感染性疾病在末例患者后，经过最长潜伏期无新病例出现。

2. 现场、受污染食品得到有效控制，食品与环境污染得到有效清理并符合相关标准，次生、衍生事件隐患消除。

3. 事件造成的危害或不良影响已消除或得到了有效控制，不需要继续按预案进行应急处置的情形。

Ⅲ级事件（食品安全事件分级）由突发公共卫生事件应急处置指挥部组织进行分析评估与论证。评估认为符合级别调整条件的，食品安全事件应急指挥部办公室提出调整应急响应级别建议，报指挥部批准后实施。应急响应级别调整后，市区级人民政府应当结合调整后级别采取相应措施。评估认为符合响应终止条件时，指挥部办公室提出终止响应的建议，报指挥部批准后实施。市人民政府有关部门应当根据区人民政府有关部门的请求，及时组织专家为食品安全突发事件响应级别调整和终止的分析论证提供技术支持与指导。

问题 23　突发公共卫生事件的应急响应结束，疾控机构应及时对“突发公共卫生事件管理信息系统”中的报告信息进行结案报告。请试着写出一份食源性疾病疫情暴发的流行病学调查报告提纲。

××县（市）、区××单位××疫情调查报告

1. 背景　调查任务来源（何时接到何地报告或是接到上级行政部门调查指示）、简单描述（事件发生的时间、地点、波及范围、基本经过等），参与调查的机构和相关人员，调查目的进行描述。

2. 基本情况　事件发生地的基本情况，包括气候特点、风俗习惯、人口情况、社会经济状况、学校/工厂/社区的规模、住宿/非住宿情况、日常活动范围、餐饮活动分布情况等。

3. 调查过程

(1) 调查目的：主要内容包括开展调查时需要达到的目标，简明扼要、有逻辑性。

(2) 调查方法：包括流行病学的基本内容（调查目标人群的相关描述、病例定义、病例搜索的方法和病例基本情况、如何选择病例对照、相关资料收集方法、资料分析方法等内容）和实验室检测内容（样品采集和运送方法、采用的实验室检测技术和数据分析方法）。

4. 调查结果　描述所获取的相关资料，包括临床病例特征、实验室检测结果、现场流行病学调查和卫生学调查相关结果。

(1) 现场流行病学调查：疫情总体发病例数、罹患率、患者临床信息（包括症状、体征、就诊/住院/转归情况、临床检验结果）、描述病例三间分布特征、疾病潜伏期、危险因素暴露情况（包括可疑餐饮的暴露史、可疑食品的进食时间和进食量）、提出假设和验证假设（病例对照、队列研究、动物实验等）、分析流行病学调查结果。

(2) 卫生学调查：包括可疑食品的来源、加工方法、剩余数量和去向；可疑食品的制作时间、配方、制作加工方法、加工环境的卫生状况；成品或半成品的保存、运输、销售情况；食品从业人员的卫生状况；分析可能会造成食品污染的原因。

(3) 实验室检测结果：包括样品的采集类型、采集数量、实验室检测项目和对应检测结果。

5. 调查结论　主要内容包括该起疫情的主要特点，得出结论的主要依据。还应包括疫

情波及范围、发病人数、致病原因、食品污染的种类和污染原因。若是不能得出调查结论，则应说明原因。

6. 下一步工作建议　提出相应工作建议。

7. 本次调查的经验教训、经济效益总结评估。

8. 报告撰写单位落款、撰写日期。

（陈　奕）

第四章 某小学一起大规模传染性红斑暴发的调查处置

学习目的

1. 掌握群体性不明原因疾病的调查思路。
2. 掌握暴发调查的步骤。
3. 掌握描述和解释流行曲线的含义。
4. 掌握解读人群分布和空间分布的结果。
5. 掌握病因假设形成的思路。
6. 了解传染性红斑的特点。

第一部分 疫情的发现与核实

2021年11月上旬，DL市JP新区疾控中心接到G小学校医电话，称该校五年级3班有多名学生出现皮疹，咨询该如何处置。接到电话报告后，疾控中心立即派遣专业人员赴学校进行实地调查。

问题1 如果你是疫情接报人员，你是否怀疑这是一起暴发？为了印证你的怀疑，在电话中你还想了解哪些内容？

问题2 如果你被指派为现场的调查负责人，你认为在出发去现场开展调查之前需要准备些什么？

第二部分 现场调查

疾控中心调查人员到达现场后，先着重访谈了校医、班主任（五年级3班）、主管副校长等人。经了解得知五年级3班现有学生42人，截至目前班级内共有23人出现过皮疹，大部分人已经痊愈。最早病例朱某，男，10岁，该校五年级3班学生。2021年国庆节放假期间（10月3日），朱某随家长去水上乐园游玩，10月4日出现脸部发红症状，1～2d后四肢和躯干开始出皮疹，无瘙痒和发热症状。朱某发病后，家长没有带其到医院就诊，只是自行到药店购买了一些对症药膏（具体名称不详）给朱某涂抹。到国庆节假期结束返校时（10月8日），朱某已无明显临床症状。10月13日起，五年级3班陆续有学生出现类似皮疹症状，后续在位置邻近的五年级1班和五年级2班也陆续有类似的皮疹病例出现，学校针对不断出现的皮疹学生没有采取相应措施。经统计，该校从国庆节假期之后累计出现34例皮疹症状学生，目前已痊愈20例，无重症或住院情况。调查现场见到了多名学生有面颊部左右对称性红斑，四肢花边样疹，有瘙痒，不发热，患病学生精神状态均良好。

患病学生大部分未治疗，部分就近治疗，个别学生到市内儿童医院进行治疗。各家医院给出的诊断结果倾向于过敏性皮炎或病毒疹，给予口服抗过敏药物治疗或抗病毒治疗。

疾控中心的调查人员怀疑这是一起暴发疫情，于是查阅了该校的晨、午检记录，本并仔细询问了校医进行晨、午检的过程。查询发现该校只有晨检记录，没有午检记录，校医也承认学校没有午检的安排。晨检记录上对缺课学生请假原因进行登记，记录了请病假学生的具体症状。校医自述，晨检时学生发病的信息来源于班主任，对来校上课后因病临时请假的学生校医没有再进行登记，信息由班主任老师掌握。近半年以来，请病假学生的主要症状为发热、咳嗽、呕吐、腹泻等，未见因皮疹请假的记录。

询问各班班主任得知，校医每天晨检也仅仅是要求各班班主任在工作群上报各班学生事假和病假人数，并没有询问请病假学生的具体症状。学校没有要求对来校上课之后因病临时请假学生进行登记报告。据五年级3班班主任叙述，该班级曾有多名学生因皮疹请假就医，她都按照要求在工作群里报告了学生病假数，校医没有向其询问请假学生的具体症状。在晨检登记本上按照姓名查询五年级3班因皮疹请假的多名学生，登记请假类型为病假，临床症状为发热、腹泻、咳嗽、呕吐等。

问题3　导致病例数真实增加的情况有哪三种，其中哪种存在真实的暴发?

问题4　该校晨、午检是否规范？正确的做法是什么?

问题5　引起皮疹类疾病的病因有哪些?

一、学校基本情况调查

G小学始建于1991年，为一所公办小学，位于JP新区主城区内。学校占地面积12 500m²，建筑面积5 472m²，以艺术教育为办学特色，有自然实验室1个、计算机教室2个。学校仅有一栋4层L形教学楼，以走廊连接处分东、西2区，东区为四层楼，西区为三层楼。学校现有20个班级，学生907名（其中男生453名，女生454名），教职工75名。学校为非寄宿制学校，全部学生走读。

学校配有专门医务室和隔离室，有专职校医1人。该校在疫情发生前1个月内无大型集体活动，无集体接种。学校曾经在10月国庆节放假期间为所有教室更换了木质教师讲台。疾控中心调查人员现场收集了五年级3班有皮疹学生症状出现的时间，并绘制成发病时间曲线，详见图4-1。

问题6　该事件可称为聚集吗？可称为暴发吗？可称为流行吗?

问题7　本次疫情是否应该开展调查？是否开展调查取决于哪些因素?

问题8　群体性不明原因疾病调查的基本思路是什么?

问题9　根据以上资料，详述现场调查步骤。

二、病例定义与病例搜索

疾控中心调查人员考虑到该学校学生中出现皮疹病例数量远超过日常水平，同时疾病存在继续传播的可能性，因此决定对本次疫情发生原因开展调查。但是调查人员内部对在现场中应该优先调查还是应该优先控制产生了分歧。

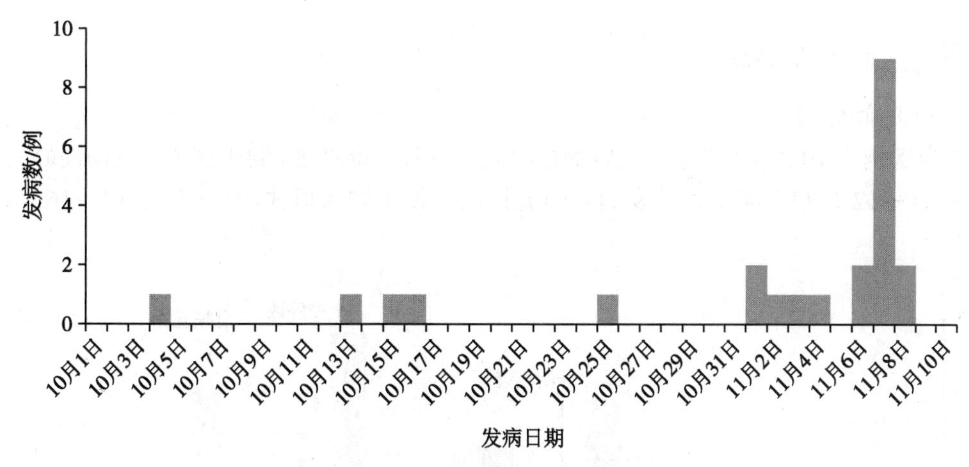

图 4-1 G 小学五年级 3 班学生发病时间曲线

疾控中心调查人员经过讨论，决定先制订病例定义再讨论调查和控制的优先权问题。他们制订了本次调查的疑似病例定义：2021 年 9 月 1 日以来，G 小学教职工、学生中出现皮疹、瘙痒、发热、关节痛等症状中的任意 2 项者。

问题 10 你认为应该优先调查还是优先控制？简述理由。

问题 11 本次暴发疫情制订病例定义的时间依据是什么？人群范围是否合理？

问题 12 暴发调查病例定义的三要素，和监测病例定义相比最主要区别是什么？

问题 13 暴发调查病例定义的敏感度从高到低可分哪几层，在调查中的主要用途是什么？

问题 14 开展病例搜索的常用方法有哪些？

问题 15 你认为本次疫情使用哪种方法搜索病例比较合适？

三、临床症状描述

在校医、各班班主任的帮助下，疾控中心调查人员完成了本次疫情的病例搜索。截至 2022 年 1 月，共搜集到疑似病例 92 人，其中学生 91 人，教职工 1 人。学生病例和成人病例的临床表现有显著区别。学生以皮疹、面部“蝶形”红斑、瘙痒为主，而成人病例无出疹等症状，仅有发热和关节痛症状，详见表 4-1。

表 4-1 G 小学 92 例病例临床症状

临床症状	数量 / 例（n=92）	比例 /%
皮疹	91	98.9
面部“蝶形”红斑	69	75.0
瘙痒	37	40.2
发热*	1	1.1
关节痛*	1	1.1

注：*成人病例。

问题 16 临床症状能否说明学生罹患的是同一种疾病？学生与教职工罹患的是否为同一种疾病？

四、三间分布描述

(一)时间分布

首发病例于10月8日返校，之后学校内的病例数逐渐增加，共出现5个发病高峰，主要分布于11—12月和次年1月。发病时间流行曲线提示增殖模式，代间距在12～16d，详见图4-2。

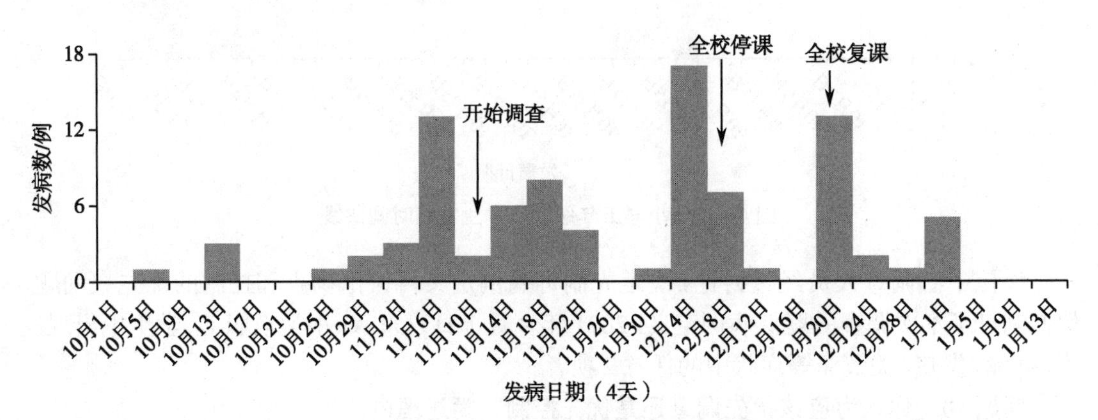

图4-2 G小学皮疹暴发疫情发病时间流行曲线(90例)

将首发病例所在班级(五年级3班)的发病时间流行曲线与全校发病时间流行曲线比较可以看出，五年级3班的发病时间流行曲线走势在疾病传播早期与全校发病时间流行曲线趋势和规模几乎完全一致，详见图4-3。

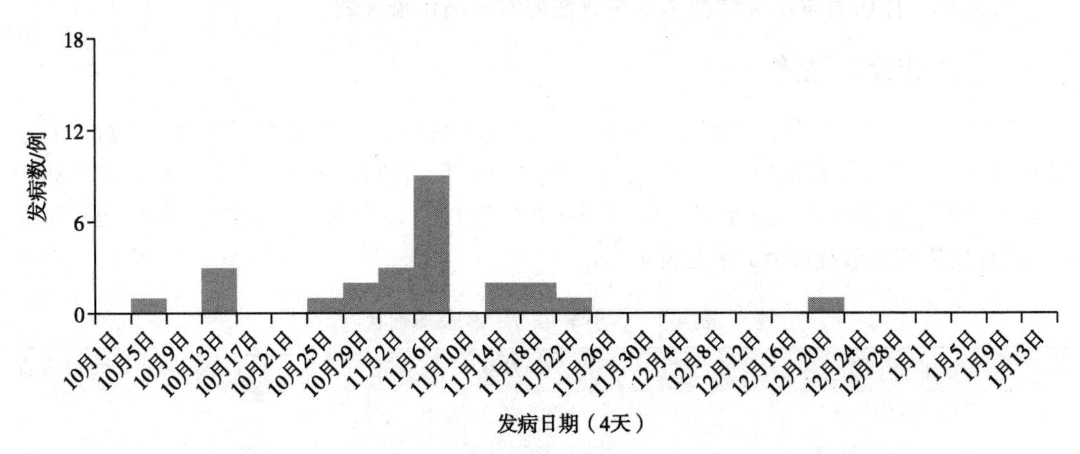

图4-3 G小学五年级3班皮疹暴发疫情发病时间流行曲线

问题17 简述流行曲线的主要作用。

问题18 根据时间分布描述结果，能否初步判断该起疫情为传染性疾病?

问题19 本次疫情是否可以考虑由首发病例引起，理由是什么? 如果想进一步确定这个可能性，还可以开展哪些补充调查?

(二)人群分布

1. 职业、年龄、性别分布 98.9%(91/92)的病例为学生，教职工和学生的罹患率有显著性差异。发病的学生年龄在6～12周岁，中位年龄11周岁。学生中男生罹患率为9.71%（44/453），女生罹患率为10.35%（47/454），男女生罹患率无显著性差异（χ^2=0.19，P>0.05）。病例数最多的班级是五年级3班，该班级男生罹患率为45%（9/20），女生罹患率为69.57%（16/23），男女生罹患率也无显著性差异（χ^2=2.65，P>0.05）。

问题20　学生和教职工罹患率差异有统计学意义说明什么？

2．年级分布　五年级罹患率最高，二年级罹患率最低，各年级罹患率有显著性差异（χ^2=37.38，P<0.01），详见表4-2。五年级中五年级3班罹患率最高，五年级4班罹患率最低，各班级罹患率有显著性差异（χ^2=44.27，P<0.01），详见表4-3。

表4-2　G小学各年级间罹患率

年级	病例数/人	学生数/人	罹患率/%	χ^2	P
一年级	3	119	2.52	37.38*	<0.01
二年级	0	151	0.00		
三年级	13	142	9.15		
四年级	14	184	7.61		
五年级	41	174	23.56		
六年级	20	137	14.60		

注：*去掉病例数为0组后进行多组卡方检验。

表4-3　G小学五年级各班间罹患率

班级	病例数/人	学生数/人	罹患率/%	χ^2	P
五年级1班	10	46	21.74	44.27	<0.01
五年级2班	5	45	11.11		
五年级3班	25	42	59.52		
五年级4班	1	41	2.44		

问题21　年级分布里五年级罹患率显著高于其他年级说明什么，五年级内部3班罹患率显著高于其他班又提示什么？

（三）空间分布

教学楼西区为一、二年级，东区为三至六年级，班级区域分布详见表4-4。96.70%（88/91）的病例出现在东区，罹患率为13.81%（88/637），西区罹患率为1.11%（3/270），东、西两区罹患率有显著性差异（χ^2=33.90，P<0.01）。发病率较高的东区内，各楼层间罹患率有显著性差异（χ^2=29.44，P<0.01），其中五年级3班所在东区二楼罹患率最高，为23.56%（41/174），详见表4-5。

表4-4　G小学东、西教学区班级分布情况

位置	班级分布			
东区一楼	六年级1班	六年级2班		
东区二楼	五年级1班	五年级2班	五年级3班	五年级4班
东区三楼	四年级1班	四年级2班	四年级3班	四年级4班

续表

位置	班级分布			
东区四楼	三年级1班	三年级2班	三年级3班	六年级3班
西区二楼	二年级1班	二年级2班	二年级3班	
西区三楼	一年级1班	一年级2班	一年级3班	

表4-5 G小学东教学区各楼层间罹患率

位置	病例数/人	学生数/人	罹患率/%	χ^2	P
东区一楼	3	93	3.23	29.44	<0.01
东区二楼	41	174	23.56		
东区三楼	14	184	7.61		
东区四楼	30	186	16.13		

五、环境卫生学调查

（一）供餐调查

该校仅有一个食堂，由S供餐公司经营。食堂面积100m^{2}左右，有从业人员6名，均持有效期内健康证明。食堂员工自述近期无出疹、发热、关节痛等症状。现场检查发现食堂制度不全，仅有消毒制度、从业人员健康体检制度和食品留样制度，没有看到卫生检查制度和人员培训制度。食堂内部无晨检制度，也无请假登记本。

学校食堂后厨卫生尚可，设置有粗加工间、烹调间、糕点间、餐具洗消间、原料仓库，无配餐间、冷荤间。进货台账登记不全，部分食材购买时没有索证索票，肉类也无检疫证明。食品、原料存放方面存在生、熟分区不明确，冷藏食品没有分类存放情况。原料库里没有将所有入库原料上架，食品库房中除食品外还存放有其他杂物，库房门及食堂与外界相通出口未见挡鼠板。食堂设有专用留样柜，现场检查发现柜中留样食品与菜谱不是完全相符，留样时间也没有按照至少留存48h执行。

食堂每天为教职工提供早、午餐，对学生仅提供午餐。教职工和学生午餐菜谱完全一致。饭菜做好后盛装在大不锈钢餐盘中，食堂员工用餐车将餐盘运送到各楼层。教职工和学生使用食堂统一提供的不锈钢餐盘，在餐车处取餐后在班级内就餐。使用过的餐盘放入塑料箱内，由食堂员工统一回收后送到食堂内进行清洗，再使用蒸汽柜高温消毒。

问题22 关于食堂留样有哪些基本要求？

问题23 食堂工作人员从业期间有哪些要求？

（二）供水调查

学校用水为市政供水，校内无自备井或其他水体。各楼层走廊内均配有电开水器，可提供开水或直饮水。班级内未见饮水机，配有暖水瓶，值日生每天用暖瓶接开水后放在班级供学生饮用。学生自备水杯，可在走廊接直饮水或开水，也可在班级暖瓶里倒开水。教职工办公室配有饮水机，可以喝饮水机的桶装水，也可以在走廊接直饮水或开水。

问题24 关于用水调查还应该增加哪些内容？

（三）其他调查

学校9月以来没有组织过校内或校外集体活动，近期也没有组织过集体接种。该校操场铺设有塑胶跑道（5年前铺设），校内没有体育馆、游泳馆等体育活动场所。校内有1间自然实验室、2间计算机教室、2间美术教室和2间音乐教室，这些教室是全校共用教室，基本上是按年级分配，同一个年级共用一个。

学校于2021年10月给所有教室更换了木质教师讲台，木质讲台由同一供应商供货，在同一生产厂家制作，由工人在国庆节放假期间组装完成。

学校教学楼靠教室一侧种植有法国梧桐树，东区数量较西区多。法国梧桐树为建校时栽种，树冠均超过了教学楼高度，树干距离教学楼外墙10m左右。

问题25　你认为在上述信息的基础上还需要补充调查什么信息？

问题26　能造成皮疹暴发的因素有哪些？

六、暴发原因分析

疾控中心调查人员列出了可能造成这次暴发的原因并逐一讨论。分析每种原因造成暴发可能性大小及暴发后应该表现出的疾病分布状态，他们将主要的支持观点和反对观点记录如下：

（一）不支持的暴发原因分析

1. 通过水源传播的可能　学校使用市政供水，无自备井水，无二次加压水箱。调查人员现场对市政供水进入学校后的管道设置及食堂、卫生间等重点场所供水设备均进行了现场实地勘察，未发现蓄水池之类的临时储水点，卫生间也无储水式马桶水箱类的储水设施，故不存在市政供水停水后水压降低回流问题。如果本次疫情是由市政供水引起的疾病暴发，则相同水源的供水范围内也应该出现大量类似症状患者，但该学校所在社区中未发现其他居民有类似聚集性出疹情况。另外该学校各楼层均配有电开水器，学生很容易获得直饮水或开水。因此基本可以排除通过水源造成传播的可能性。

2. 通过食堂供餐传播的可能　学校食堂为教职工提供早、午餐，为学生提供午餐，教职工和学生午餐食谱一致。如果是早餐食物导致的过敏，那么患者应该集中出现在教职工中；如果是午餐食物导致的过敏，那么教职工和学生的暴露机会应该基本相同，教职工和学生的罹患率应该无显著性差异，而实际情况是绝大多数病例出现在学生中；另外从描述性流行病学的分析结果来看，学生发病的分布范围有明显区域聚集性和班级聚集性，这些都不符合食源性疾病发病的分布特点。调查人员对近期食堂供餐食物也进行了详细询问，没有发现菜品中有容易导致过敏的食物。因此基本可以排除由食堂供餐造成传播的可能性。

3. 更换讲台导致过敏的可能　各教室均在国庆节放假期间更换了木质讲台。讲台为同一厂家生产，材质和生产工艺相同。如果是油漆或其他化学成分导致过敏，应该具有持续暴露和普遍暴露的双重特点，但是发病时间流行曲线不符合持续同源模式；病例在空间分布上也有区域聚集性特点，不符合普遍暴露导致发病的分布特点。因此基本可以排除因更换木质讲台造成传播的可能性。

（二）可能的暴发原因分析

1. 传染性疾病的可能性　首发病例所在班级和楼层罹患率均显著高于其他班级和楼层，符合人传人疾病暴发时具有聚集性分布的特点。另外，学校疫情出现在首发病例返校以后，在时间上完全符合。

2. 法国梧桐树过敏的可能性　学校教学楼附近除法国梧桐树外无其他花草树木栽种。梧桐树沿着教学楼走向分布，树干距离教学楼外墙10m左右，东区种植树木较西区多（东区楼体长，西区短）。东、西区梧桐树量分布特点与东区罹患率显著高于西区的分布特点相吻合。梧桐树树冠高度基本在四楼高度，这也与东区里四楼罹患率最高特点相吻合。疾控中心调查人员为了进一步确认法国梧桐树造成暴发的可能性，查询了大量资料并访谈了学校多名教职工，得到以下信息：

法国梧桐树是欧洲的树种，由于速生、易植、叶茂等特点被用作城市道路绿化的首选植物。法国梧桐树花粉是当今已知的最为主要变应原之一，变应原主要是花粉和果实成熟后脱落的梧桐絮。

(1) 法国梧桐树花粉过敏：法国梧桐树花粉为黄色粉尘状微粒，在显微镜下呈针刺状物，依靠空气传播授粉。法国梧桐树在公历3月下旬（农历二月中旬）开始发芽，有少量花粉出现，这个过程持续10d左右；4月上旬（农历二月下旬、三月初旬）的清明前后，法国梧桐树开始大量吐粉，树下和路旁遍地都是黄粉，这一时期花粉持续7d左右，在第6～7天空气中的花粉浓度达到峰值；4月中旬（农历三月初中旬）左右，法国梧桐树吐出的花粉量开始明显下降，地上已没有新鲜的黄粉落下，空气中花粉浓度减少，但仍有一定量的花粉存在，这个时期称为法国梧桐树吐粉趋缓期至叶茂前；4月下旬（农历三月中下旬），法国梧桐树已是枝繁叶茂，花粉全部退去，树皮开始脱落。

(2) 法国梧桐树花粉过敏的症状：人体内黏膜对法国梧桐树花粉有过敏反应，主要症状表现为以下几种。

1) 前期症状（法国梧桐树发芽期）：打喷嚏、轻微鼻塞、眼角轻痒。

2) 花粉期（法国梧桐树吐粉期）：眼角发痒、云翳遮睛、流泪，揉之发红，鼻痒打喷嚏，鼻塞流清涕。

3) 花粉后期（法国梧桐树吐粉趋缓期至叶茂前）：症状分为咳嗽期（咳嗽、鼻塞、口腔干燥）、哮喘期（进而咳痰不出、蜂鸣、胸闷，呼吸短促不畅）、沙哑期（喉咙沙哑失音）。

(3) 法国梧桐树梧桐絮过敏：法国梧桐上面结的圆球叫梧桐果，通常在树叶长出来以后（4月），成熟的毛毛球就自动开裂，一些像毛一样的东西就到处飞，叫梧桐絮。这些开裂的小毛毛里面夹着梧桐树的种子，最早都是用它们进行培育梧桐树苗。梧桐絮吸附空气中灰尘能力非常强。

(4) 法国梧桐树梧桐絮过敏的症状：梧桐絮对过敏性体质者不利，会导致皮肤过敏者颜面再发性皮炎，面部出现红斑、灼热等现象。同时，毛絮中含有灰尘、病原微生物等，吸入毛絮还会诱发过敏性鼻炎、支气管哮喘、上呼吸道炎症等。

(5) 法国梧桐树过敏的特点

1) 空间上以法国梧桐树群为核心，远者轻近者重，室内轻室外重。

2) 时间上以法国梧桐树吐黄粉为标志，远者轻近者重。病症由外及内，由表及里。眼角鼻腔过敏在先，然后是咽喉过敏，最后是气管支气管过敏。

3) 过敏程度呈周期性，时轻时重。

4) 动时轻、静时重，白天轻、夜里重，前夜轻、后夜重。

问题27　能否排除法国梧桐树造成暴发的可能，理由是什么？

（三）分析结论

调查人员通过了解法国梧桐树的生长特点，造成过敏的原因，过敏后的主要症状结合学习调查情况等，基本排除本次暴发疫情由梧桐树造成过敏的可能性，理由有以下几方面：

1. 时间不吻合　法国梧桐树传播花粉和梧桐絮的时间在3—4月，而本次暴发的时间在10月之后。

2. 症状不吻合　法国梧桐树的花粉或梧桐絮导致人类过敏症状可同时存在于多系统：接触皮肤可能会导致皮疹；吸入呼吸道会导致咳嗽、呼吸道炎症甚至诱发哮喘；进入眼睛会导致眼睛疼痛、角膜炎等眼部症状。而本次疫情的症状仅有皮疹，没有呼吸道症状和眼部症状。

3. 建校以来未出现过　该小学法国梧桐树为1991年建校时栽种，树龄30年。建校以来偶尔出现过学生或教职工因梧桐树导致的打喷嚏、眼角发痒等情况，但没有出现过哮喘等重症患者。学校多年以来没有出现过类似本次疫情这样的大规模学生出疹情况。

七、暴发原因的确定

最终，调查人员使用排除法确定了本次暴发的原因是人传人疾病。他们详细列举了如下证据支持自己的观点：

1. 暴发疫情持续3个月，时间较长。

2. 疫情在首发病例返校后开始出现，时间顺序上符合。

3. 发病时间流行曲线为典型的增殖模式，代间距明显。

4. 发病具有聚集性特点，首发病例所在班级和楼层的罹患率均显著高于其他班级和楼层。

5. 首发病例所在班级发病时间流行曲线和全校发病时间流行曲线相比较，在暴发早期的走势和规模完全一致。

问题28　根据上述资料和调查结合分析，形成本次疫情传播因素的假设。

问题29　阐述形成本次疫情传播因素假设的理由。

八、病原体的推断

疾控中心调查人员综合流行病学分析结果以及收集到的各种信息，认为本次疫情很可能是传染性红斑暴发，病原体为人类细小病毒B19。

问题30　在暴发调查中推断引起暴发病原体常用的四项依据是什么？你认为推断本次暴发病原体为传染性红斑是依据了哪几项？

九、实验室检测

由于调查初期实验室没有检测试剂储备，新购买的试剂于11月下旬才到货。11月24日，疾控中心对部分学生和教职工的血清进行了检测，结果多人抗体阳性，同时在一名学生血液中检出人类细小病毒B19的病毒核酸片段。

问题31　综合以上所有调查资料，如何为该起疫情下一个结论？诊断依据是什么？

十、传染性红斑介绍

1. 基本特征　传染性红斑也被称为第五病，是由人类细小病毒B19引起的一种轻型病毒性疾病，以红斑疹为特征，通常不发热；可以散在发生，也可出现流行，主要发生在儿童中。其特点是面颊部明显的红斑（表现为掌掴面容）常伴有躯干和四肢的花边样疹；皮疹消退1～3周或者更长时间后，如暴露于阳光或者高热（如洗澡）还可以重现。出疹前可有轻微的全身症状。成人出疹不典型或者不出疹，但是可能会出现关节痛或关节炎，持续数天或数个月甚至数年；25%或更多感染可能是无症状。经常需要与风疹、猩红热、多形性红斑进行鉴别。

该病毒感染极少引起严重并发症，但是红细胞生成障碍的贫血患者（如镰状细胞贫血）感染后可能会发展为短暂的再生障碍危象，且经常没有上述的出疹过程。如在妊娠期的前半程发生宫内感染，至少10%的感染会导致胎儿贫血并伴胎儿水肿，甚至死胎。免疫抑制者可能会发展为严重的慢性贫血。

2. 诊断方法　诊断通常以临床和流行病学为基础；人类细小病毒B19特异性免疫球蛋白M（immunoglobulin M，IgM）抗体检测或免疫球蛋白G（immunoglobulin G，IgG）抗体增高可确诊。IgM抗体滴度在出现症状30～60d后开始下降。检测病毒抗原脱氧核糖核酸（deoxyribonucleic acid，DNA）也可用来进行人类细小病毒B19感染的诊断。PCR检测是这些检测方法中最敏感的，常在急性感染的第1个月即呈阳性，且在部分人中会持续很长一段时期。

3. 宿主和潜伏期　贮存宿主为人类，传播方式主要通过接触感染者的呼吸道分泌物；也可以通过母亲传给胎儿，以及输入血液制品等经皮注射的途径。B19可抵抗多种灭活方式，包括加热到80℃（176℉）持续72h。潜伏期4～20d。

4. 传染期　在仅有出疹的患者中，出疹前传染性最强，出疹后可能就没有传染性。在发生再生障碍危象患者中，传染性一直持续到症状出现后1周，慢性感染的免疫抑制患者和严重贫血患者的传染性可持续数个月至数年。

5. 易感性　易感者的罹患率会很高：家庭接触者中为50%，在托幼机构或学校等场所中2～6个月的暴发期间内为10%～60%。在美国，如果根据年龄和地区分组，有50%～80%的成人有既往感染的血清学标志。

十一、采取控制措施

（一）关注疫情动态，加强疫情监测

1. 建立临时监测系统　要求学校在每天晨、午检的基础上增加一次放学前检查。要求发现有出诊、发热、关节痛的师生立即离校就医并将信息上报区疾控中心。

2. 进行零报告　要求学校每天上午9时前向疾控中心报告前一日情况，报告内容包括新发，痊愈病例数及新增措施。

（二）科学管理病例，控制疾病传播

1. 对痊愈返校的学生必须严格检查，确认痊愈后方可返校。

2. 要求学校疫情发生期间停止一切集体活动，减少疫情传播。

（三）加强消毒措施，加大指导力度

1. 多次派专业人员现场指导，责成学校落实好教室的消毒和通风换气。

2. 增加学生洗手频次，有病例的班级尽量佩戴口罩。

（四）加强宣传教育，提高防病意识

1. 通过班级微信群向家长进行传染性红斑防病知识宣传，促进学生和家长都养成良好的卫生习惯。

2. 对全区所有托幼机构、中小学校，大专院校校医进行传染性红斑防控知识培训。

问题32　为防止部分人感染后出现严重后果，你认为还应该采取哪些措施？

十二、疫情控制情况

从11月上旬接到疫情报告后，学校按区疾控中心要求落实了各项措施，期间疾控中心也多次进行现场指导，但是防控效果并不理想。时间来到12月6日，该校六年级3班出现了多名学生发病。学校提出停课申请，经教育行政部门批准于当日对六年级3班停课，后于12月9日起全校停课，至12月20日再次全校复课。

十三、血清抗体筛查

虽然采取了全校停课12d的措施，但是仍然未能阻止疾病传播，在学校复课后的1周内，四年级1班又陆续出现11名病例。教育局请求卫生健康局给予大力支持，控制该校疫情蔓延。疾控中心经与学校协商，决定对全校师生开展一次血清抗体筛查以评估目前的感染状况。

12月27日，区卫生健康局安排护士到学校给在校师生采集静脉血样本。最终采集到865名学生血清和62名教职工血清，采样比例分别为95.58%和82.67%。区疾控中心对所有血清样本进行了人类细小病毒B19的IgM抗体和IgG抗体检测，试剂为德国IBL公司生产的人类细小病毒B19检测试剂盒。实验室报告了血清检测结果，学生阳性率28.09%（243/865），教职工阳性率25.81%（16/62），学生和教职工的阳性率差异无统计学意义。

疾控中心组织专家依据血清学检测结果探讨下一步的防控措施，有专家提出应该报告更加详细的血清学结果，调查人员把实验室提供的数据整理如下：

五年级阳性率最高，一年级阳性率最低，各年级阳性率差异有统计学意义（χ^2=38.86，P<0.01），详见表4-6；五年级中五年级3班的阳性率最高，五年级4班的阳性率最低，各班级阳性率差异有统计学意义（χ^2=45.54，P<0.01），详见表4-7。

表4-6　G小学各年级血清阳性率

年级	病例数/人	检测数/人	罹患率/%	χ^2	P
一年级	18	117	15.38	38.86	<0.01
二年级	37	147	25.17		
三年级	49	134	36.57		
四年级	31	175	17.71		
五年级	68	165	41.21		
六年级	40	127	31.50		

表4-7　G小学五年级各班阳性率

班级	病例数/人	检测数/人	罹患率/%	χ^2	P
五年级1班	13	46	28.26	45.54	<0.01
五年级2班	10	41	24.39		
五年级3班	33	37	89.19		
五年级4班	12	41	29.27		

调查人员又整理了东、西两教学区的阳性率：东区阳性率 31.28%（188/601），西区阳性率 20.83%（55/264），东、西两区阳性率差异有统计学意义（χ^2=9.91，0.01<P<0.05）。东、西两区各楼层间阳性率差异也有统计学意义（χ^2=39.61，P<0.01），其中五年级 3 班所在的东区二楼阳性率最高，为 41.21%（68/165），详见表 4-8。

表 4-8 G 小学东、西教学区各楼层阳性率

位置	病例数 / 人	学生数 / 人	罹患率 /%	χ^2	P
东区一楼	27	92	29.35	39.61	<0.01
东区二楼	68	165	41.21		
东区三楼	31	175	17.71		
东区四楼	62	169	36.69		
西区二楼	37	147	25.17		
西区三楼	18	117	15.38		

疾控中心再次组织专家对补充的血清学结果做了讨论分析。流行病学专家认为：该校总的阳性率达 27.94%（259/927），与美国在托幼机构或学校等场所中 2～6 个月的暴发期内阳性率数据（10%～60%）比较，还存在疾病进一步传播的风险。专家希望调查人员能计算出目前该校隐性感染的比例，以便推算出未来可能出现的新发病例数量。调查人员计算出该校目前的隐性感染率为 64.48%（167/259）；全校阳性率最高达 60% 时还会新增约 154 名显性感染病例。

经专家组讨论认为：传染性红斑贮存宿主为人类，传播方式主要通过接触感染者的呼吸道分泌物，在仅有出疹的患者中出疹前传染性最强，防控困难。目前还处于冬季，学校室内门窗大部分时间处于紧闭状态；从现在开始到放寒假还有一个多月的时间，未来可能还将有数十例甚至上百例的病例出现。因此建议该校提前放寒假。

经学校向教育局申请，12 月 28 日经教育局批准全校提前放寒假，开展线上教学，期末考试待开学后补考。学校放假后继续向疾控中心报告新增病例情况。该校最后一例病例出现在 2022 年 1 月 4 日，后续再无病例报告。

问题 33 你认为导致学生和教职工之间罹患率差异有统计学意义而阳性率差异无统计学意义的原因可能有哪些？

问题 34 根据上述实验室报告的血清学检测结果，你认为还需要展示什么内容？

问题 35 请列出隐性感染率和新增显性病例数的计算过程。

问题 36 你认为导致疫情控制效果不佳的主要原因是什么？

问题 37 本次调查还有哪些不足之处？

问题 38 你认为控制传染性红斑，什么措施比较有效？

参考答案

问题 1 如果你是疫情接报人员，你是否怀疑这是一起暴发？为了印证你的怀疑，在电话中你还想了解哪些内容？

怀疑是一起暴发。暴发是指在特定时间、特定地点和特定人群中出现的病例数量超过了预期水平。因此，判断该学校是否有暴发就需要知道学校平时该类症状疾病的发病情况，继而判断本次病例数量是否超过了该学校的预期水平。

因此在电话中需要了解：该学校日常中是否也有类似情况出现？日常出现皮疹的学生数量有多少？本次疫情最早病例出现在什么时候？学校对于学生出现聚集性出疹是否能够解释？

问题2　如果你被指派为现场的调查负责人，你认为在出发去现场开展调查之前需要准备些什么？

1. 组建调查组　常规的调查组可能不能满足本次皮疹暴发调查的需求，可能需要一些专业人士的加入，例如皮肤科医师、免疫疾病专家、从事计划免疫工作的专业人员等。

2. 了解疾病和其他信息　需要快速补充一些皮疹类疾病的知识，特别是传染性疾病和过敏类疾病。

3. 做必要的行政、人事和后勤安排，以保证调查有充足的时间和精力。

4. 联系、协调学校，对接好开展调查相关事项。

问题3　导致病例数真实增加的情况有哪三种，其中哪种存在真实的暴发？

1. 暴发或流行病（存在暴发）。

2. 季节性增加（不存在暴发）。

3. 人口规模的突然增长（不存在暴发）。

问题4　该校晨、午检是否规范？正确的做法是什么？

该校晨、午检不规范，流于形式。

正确做法是：每天需要晨检和午检各做一次，每次认真做好记录，对于请假的学生一定要具体到请假原因。对请病假者要详细记录出现的症状体征。对于到校学生检查时可以遵循以下4个原则：

一摸：摸额头，看发不发热。

二看：看精神状态。

三问：问现在有没有不舒服，前一天有没有不舒服。

四查：查喉咙、耳后、脖颈后、四肢。

问题5　引起皮疹类疾病的病因有哪些？

过敏（致敏物、药物、免疫力低下）、细菌性感染、病毒性感染、其他微生物感染。

问题6　该事件可称为聚集吗？可称为暴发吗？可称为流行吗？

该事件可以称为暴发，不能称为聚集或流行。

（1）聚集：指一定范围和时间内，病例通常在一个小的群体内成簇出现，例如家庭、同一间办公室等，需要核实发病数是否超过预期。

（2）暴发：是指在特定时间、特定地点和特定人群中出现的病例数量超过了预期水平。

（3）流行：在一个地区内发生的疾病、健康行为相关事件等明显超过了正常预期水平。

需要与既往情况做比较，通常发生流行意味着某种促使发病率升高的危险因素发挥了作用，应该引起关注。

问题7　本次疫情是否应该开展调查？是否开展调查取决于哪些因素？

应该开展调查，本次事件出现的病例数明显超过了该学校的预期水平。结合本事件，有进一步发展的趋势；病因诊断不明，需要了解该疾病的自然史、描述性流行病学特征、病因或来源及其传播方式等；相关单位有请求协助调查，所以有必要组织人员前往现场协助调查处理。

是否开展调查取决于7个方面因素：病例数超过阈值、疾病严重程度、传播的可能性、预防和控制措施的可获得性、政治上的考虑、公共关系、资源可获得性。

问题8　群体性不明原因疾病调查的基本思路是什么？

群体性不明原因疾病调查的总体思路包括：

1. 明确调查目的　控制疾病进一步发展，终止暴发或流行；查明病因，或寻找病因线索及危险因素；预测疾病发展趋势。

2. 从临床症状入手，进行症状甄别，初步确定是否为传染病。

3. 运用流行病学方法对疾病三间分布进行描述，进而建立假设，深入分析资料，验证假设。

4. 运用病因推断思路，从易感人群、危险因素和暴露因素、传播方式、致病因素等方面解释疾病发生的原因。

问题9　根据以上资料，详述现场调查步骤。

1. 组建调查队伍，准备调查所需物资。
2. 核实诊断，确认暴发存在。
3. 制订确定病例定义。
4. 病例搜索和数据库建立。
5. 调查资料的描述性分析。
6. 进行卫生学调查。
7. 形成假设。
8. 验证假设。
9. 综合流行病学、实验室、环境调查的结果。
10. 必要时开展额外的研究。
11. 实施和评价预防控制措施。
12. 维护或启动监测。
13. 结果沟通。

注：暴发调查步骤有多个版本，但核心内容是一样的。另外有些步骤不要拘泥于顺序，比如控制措施可在任何阶段采取，只要有可疑的暴露因素都可以采取一定的措施，给予控制。有时诊断的核实可以与流行的核实同时开始，或实验室结果的确认可能需要在调查结束后数周。此外，许多调查内容是动态变化的，比如病例定义、描述性流行病学以及假设等

随着调查的推进，完全可能因某些新发现的信息而发生调整。

问题10　你认为应该优先调查还是优先控制？简述理由。

应该先进行调查。本次疫情中对感染源、传播模式和病原体都未知。

现场中如何在先调查还是先实施控制措施之间权衡，第一原则是：尽快实施有效的控制措施。在调查过程中发现任何值得怀疑的因素都应该马上采取措施加以控制，而不是等到完全确定该因素是否为危险因素时才决定。如果感染源、传播模式和病原体都未知，调查具有最高优先级，我们需要知道人们为何会生病。当已知感染源、传播模式但病原体未知时，调查和控制措施都具有高优先级。当感染源、传播模式未知但病原体已知时，调查具有更高的优先级，这样我们可以找出感染源、传播模式。一旦感染源、传播模式和病原体都已知，则控制是最高优先级。特别要注意的是，在调查中我们一旦发现了暴发的感染源或怀疑某个感染源（该感染源仍然对公众健康有潜在威胁），就要立刻采取控制措施以防止疾病进一步蔓延。尽快实施有效的控制措施是第一原则。

问题11　本次暴发疫情制订病例定义的时间依据是什么？人群范围是否合理？

主要根据首发病例的发病时间和图4-2曲线中平均代间距，向前推2个间距来确定。

本次暴发疫情疑似病例定义的人群范围不是很合理，人群范围还应该包括学生家属和教职工家属。

问题12　暴发调查病例定义的三要素，和监测病例定义相比最主要区别是什么？

三要素：临床要素（症状、体征）、流行病学要素（时间、地点、人群）、实验室要素（临床辅助检测、病原诊断检测）。

最主要区别：暴发调查与监测系统在病例定义上的最大区别是监测系统没有流行病学要素。因为疾病监测要求长期连续地收集、核对、分析疾病的动态分布和影响因素的资料，并将信息及时上报和反馈，以便及时采取干预措施。所以监测系统在时间上要求长期；监测系统又多以被动的医院哨点监测为主要手段，地点上要求是医院；监测系统要求到医院就诊的人群中，符合病例定义都将被纳入系统进行资料收集，人群上要求是到医院就诊的所有人；因此监测系统的流行病学要素是默认的，故在制订病例定义时候不再表述。

问题13　暴发调查病例定义的敏感度从高到低可分哪几层，在调查中的主要用途是什么？

可以分为疑似病例定义、可能病例定义、确诊病例定义三层。描述性流行病学希望展示疾病分布情况，病例数量越多，信息越丰富，就越可能给调查者提供更多的线索，因此使用病例数较多的疑似病例定义较为合适，如果可能病例数量也较多时也可以使用可能病例定义。分析流行病学希望找出真病例和非病例在暴露方面的差别，因此用可能病例定义较合适，如果确诊病例数量较多时也可使用确诊病例定义。

问题14　开展病例搜索的常用方法有哪些？

1. 在暴发地附近各级医院、诊所搜索，检索门诊和住院病例。

2. 询问病例是否知道其他相似的病例。

3. 要求辖区内各医疗机构主动电话或传真报告。

4. 查阅传染病报告信息管理系统，核实网络报告的病例。

5. 访谈社区卫生工作者。

问题15 你认为本次疫情使用哪种方法搜索病例比较合适？

根据暴发出现在不同人群，可以采样不同的调查方法，详见表4-9。学校属于特殊人群，属于有组织单位，通过组织架构帮助进行病例搜索能够事半功倍。

表4-9 不同人群病例搜索常用方法

分类	示例	搜索方法
已知暴露人群	病例均参加一次聚餐	调查聚餐全部人员
局限某特定人群	学校、工厂	查阅缺课、校医接诊登记；问卷全部调查
社区病例	某县伤寒暴发	医疗机构：查阅记录、访谈医生、询问病例
病例跨地区分布	商业化食品：三鹿奶粉事件	媒体公告；病原体独特亚型、生化或PFGE

问题16 临床症状能否说明学生罹患的是同一种疾病？学生与教职工罹患的是否为同一种疾病？

学生病例应该罹患的是同一种疾病。几乎所有学生都有皮疹，大部分学生有面部“蝶形”红斑、瘙痒，症状基本一致。成人症状与学生症状完全不同，无出疹、瘙痒，仅有发热和关节痛症状。一种可能是成人与学生罹患的不是同一种疾病；另一种可能是该疾病在儿童和成人中的表现不同。

问题17 简述流行曲线的主要作用。

1. 显示暴发程度。

2. 显示暴发所处阶段。

3. 强调异常值。

4. 显示传播模式。

5. 帮助确定潜伏期或暴露期。

问题18 根据时间分布描述结果，能否初步判断该起疫情为传染性疾病？

根据时间分布描述提供的信息，该起疫情很大可能为传染性疾病引起。因为流行曲线中提示可能为增殖模式，代间距也较为明显，图4-2中提示疾病是从五年级3班开始并蔓延到全校的，也比较符合传染性疾病的传播的特点。

问题19 本次疫情是否可以考虑由首发病例引起，理由是什么？如果想进一步确定这个可能性，还可以开展哪些补充调查？

该学校疫情很大可能为首发病例引起，理由有2项：一是首发病例临床症状体征与其他病例高度一致，考虑罹患同一种疾病；二是首发病例返校后，班级内开始出现病例，符合

“暴露在前发病在后”的因果推断原则。

可以补充调查与首发病例发病时间最接近的几例病例的具体情况，比如在班级中与首发病例座位远近，是否和首发病例共同上辅导班，是否与首发病例共同上下学，是否与首发病例玩耍等，依据其与首发病例密切接触的程度进而判断是否由首发病例感染发病。

问题20　学生和教职工罹患率差异有统计学意义说明什么？

学生和教职工的罹患率差异有统计学意义，说明导致发病的暴露因素在这两类人群中存在显著差别，学生的罹患率显著高于教职工说明暴露主要存在于学生人群中。

问题21　年级分布里五年级罹患率显著高于其他年级说明什么，五年级内部3班罹患率显著高于其他班又提示什么？

五年级罹患率显著高于其他年级说明暴露因素在五年级学生暴露于致病因素的机会要显著高于其他年级；同理，五年级内部3班罹患率显著高于其他班级说明3班学生暴露于致病因素的机会要显著高于其他班级，提示暴露的源头可能在五年级3班内。

问题22　关于食堂留样有哪些基本要求？

1. 按品种分别盛放于清洗消毒后的密闭专用容器内。
2. 放置在专用冷藏设施中冷藏保存48h以上。
3. 每个品种留样量不少于100g。
4. 详细记录留样食品名称、留样时间。

问题23　食堂工作人员从业期间有哪些要求？

1. 必须持有健康证。
2. 要进行食品相关知识的培训和考核。
3. 每天工作前要例行检查和询问。
4. 如果出现症状要立即离岗。
5. 工作时要着工作服、戴帽子和口罩。
6. 要求注重和保持个人卫生，不留长指甲。

问题24　关于用水调查还应该增加哪些内容？

1. 市政供水进入学校后的管道设置。
2. 有无二次加压水系统。
3. 有无蓄水池之类的临时储水地点。
4. 卫生间有无储水马桶水箱。
5. 是否存在市政供水停水后储存水回流的问题。

问题25　你认为在上述信息的基础上还需要补充调查什么信息？

1. 学校周边社区居民饮水情况，供水种类，异同之处。
2. 了解学校是否有超市及其供货情况、学校周边餐饮商户、摊点供应情况等。

3. 学生日常饮水习惯、卫生习惯，如饮生水、手卫生情况等。

4. 学校环境卫生状况，如公厕、宿舍等。

问题 26　能造成皮疹暴发的因素有哪些？

通过共同暴露于食物导致的食源性过敏或疾病、通过水源性暴露导致的过敏或疾病、人际直接的疾病传播、其他变应原刺激。

问题 27　能否排除法国梧桐树造成暴发的可能，理由是什么？

基本上可以排除法国梧桐树造成暴发的可能性，理由有三方面：一是梧桐树从建校就种植了，学校从未发生过类似事件，近期也未做针对梧桐树的举措；二是法国梧桐树导致过敏的变应原为花粉和梧桐絮，这两种物质出现的时间为3—4月，而本次暴发的时间在10月之后，时间上不吻合；三是法国梧桐树导致的过敏症状为皮肤、呼吸道和眼部的全方位症状，而这次疫情仅为单一的皮肤症状，症状方面不吻合。

问题 28　根据上述资料和调查结合分析，形成本次疫情传播因素的假设。

结合流行病学、卫生学调查结果等，考虑本次疫情为一起传染性疾病暴发。传播途径为人传人，很大可能性为首发病例发病后继续在学校上课导致疾病的进一步传播。

问题 29　阐述形成本次疫情传播因素假设的理由。

描述性流行病学结果支持人传人的可能性：流行曲线提示增殖模式，代间距明显。首发病例所在班级和楼层罹患率均显著高于其他班级和楼层，发病有明显的聚集性，符合人传人基本的描述性流行病学特点。

以下可能基本排除。

1. 排除水源传播的可能　学校使用市政供水，无自备井水，也无其他储水设备，不存在停水或其他情况下储存水返抽情况；该学校所在社区没有发现其他居民有类似聚集性出疹情况；另外学校各楼层配有烧水机器。

2. 排除学校食堂供餐传播的可能性　学校食堂为教职工提供早、午餐，仅为学生提供午餐，且教职工和学生午餐食谱一致，而发病有明显的区域聚集性和班级聚集性，不符合食源性疾病的分布特点。

3. 排除更换教职工讲台导致过敏可能性　各教室均在10月国庆节放假期间更换了木质教职工讲台。木质教职工讲台为同一公司生产，材质和生产工艺相同，如因油漆或其他成分导致学生过敏，暴露应该具有持续性和广泛性的特点。目前看流行曲线不符合持续同源模式的特征，而且空间分布上也有区域聚集性特点，不符合广泛暴露导致发病的分布特点。

4. 排除法国梧桐树过敏可能　学校多年以来没有出现过类似的大规模学生出疹情况。法国梧桐树过敏主要由其花粉或果实成熟后脱落的梧桐絮对人体的刺激产生。接触皮肤可能导致皮疹；吸入呼吸道内可能导致咳嗽、呼吸道炎症甚至诱发哮喘；进入眼睛可能导致眼睛疼痛、角膜炎等眼部症状。而本次疫情的主要症状仅有皮疹，且疫情出现时梧桐树已经结果，但是果子还没有完全成熟，梧桐絮数量很少。因此也不考虑法国梧桐树过敏可能。

问题30 在暴发调查中推断引起暴发病原体常用的四项依据是什么？你认为推断本次暴发病原体为传染性红斑是依据了哪几项？

暴发调查中认真梳理和比对如下4方面，如果符合度较高，则病原体推断准确性较高，顺序依次为：潜伏期、临床特征体征、传播途径、常见引起暴发原因。

调查人员推断本次暴发病原体为细小病毒B19应该是依据：

1. 临床症状体征　儿童有掌掴面容，成人出疹不典型或者不出疹，但是可能会出现关节痛或关节炎。
2. 潜伏期　代间距在12～16d。
3. 传播途径　人传人。

问题31 综合以上所有调查资料，如何为该起疫情下一个结论？诊断依据是什么？

结合流行病学调查结果、实验室检测结果，可以确定本次疫情为一起人类细小病毒B19导致的传染性红斑暴发。暴发原因为首发病例感染后继续在学校上课导致的传播。

诊断依据：

1. 细小病毒B19特异性IgM抗体检测或IgG抗体增高可确诊。
2. PCR检测可确诊。

问题32 为防止部分人感染后出现严重后果，你认为还应该采取哪些措施？

要求教职工、学生或家人中有孕妇、红细胞生成障碍贫血患者的，要尽快脱离学校环境，避免感染后可能造成的严重后果。

问题33 你认为导致学生和教职工之间罹患率差异有统计学意义而阳性率差异无统计学意义的原因可能有哪些？

1. 病例搜索问题　可能是没有将教职工中的病例搜索完全。
2. 隐性感染率问题　可能该疾病在成人和儿童之中的隐性感染率差别较大。

问题34 根据上述实验室报告的血清学检测结果，你认为还需要展示什么内容？

实验室仅报告了学生和教职工的阳性率，没有报告其中更具体的差异情况，如各年级、各楼层、不同教学区的阳性率差异，这些都需要补充展示。

问题35 请列出隐性感染率和新增显性病例数的计算过程。

隐性感染率＝隐性感染数/血清阳性数

隐性感染数＝血清阳性数－有症状数量

隐性感染率＝(259−92)/259=64.48%。

新增病例数＝新增血清阳性数×(1−隐性感染率)

新增血清阳性数＝血清阴性数×最终阳性率

血清阴性数＝全校总人数－血清阳性数=905+75−259=721

新增病例数=721×60%×(1−64.48%)≈154人

问题36　你认为导致疫情控制效果不佳的主要原因是什么？

一是疾病本身的特点：

1. 传染性红斑在发病前就具有强传染性　在仅有出疹的患者中，出疹前传染性最强，出疹后可能就没有传染性。在发生再生障碍危象的患者中，传染性一直会持续到症状出现后1周，慢性感染的免疫抑制患者和严重贫血患者，传染性可持续数个月至数年。

2. 易感者感染率高　家庭接触者中感染率约为50%，在托幼机构或学校等场所中2～6个月的暴发期间内为10%～60%。

二是考虑到学生学业、疾病的危害程度等各方面因素，没有尽早施行全校停课或启用更高级别的防疫措施。

问题37　本次调查还有哪些不足之处？

没有开展分析流行病学研究对危险因素进行假设验证。

问题38　你认为控制传染性红斑，什么措施比较有效？

考虑到传染性红斑疾病发病前就有强传染性，针对红细胞生成障碍的贫血患者和妊娠期妇女有较严重的危害，应尽早启动较高级别的防疫措施，尽早将潜在感染者移出风险人群，或将风险人群化整为零。在工厂、学校等集体单位暴发时，减少人员聚集，尽早停工、停课是比较有效的措施。

（张栋梁　蒋希宏）

第五章 一例严重疑似预防接种异常反应的调查处置

学习目的

1. 掌握急性弛缓性麻痹(acute flaccid paralysis，AFP)病例的定义。
2. 掌握急性弛缓性麻痹病例监测的作用和内容。
3. 掌握疑似预防接种异常反应(adverse events following immunization，AEFI)的定义和分类。
4. 掌握疑似预防接种异常反应的调查与因果推断原则。
5. 掌握预防接种异常反应诊断病例的处置要点。

第一部分 背 景

脊髓灰质炎是一种由脊髓灰质炎病毒引起的急性肠道传染病。早在3 000多年前，古埃及的石像上就留下了脊髓灰质炎致残的形象。脊髓灰质炎病毒通过粪-口途径传播，主要侵犯神经系统，甚至可以在数小时内造成患者的瘫痪，患者多是6岁以下儿童。除了发热、乏力、头痛、呕吐等症状外，还会导致颈部僵硬、四肢疼痛，严重时会造成不规则的弛缓性瘫痪，严重损伤运动神经导致肌肉萎缩，有的患儿能康复，也有人留下了永久残疾。

我国自1962年成功研制脊髓灰质炎减毒活疫苗，逐渐在我国儿童中普遍推广使用，1978年口服脊髓灰质炎减毒活疫苗(oral poliomyelitis attenuated live vaccine，OPV)纳入免疫规划项目，儿童接种率达到90%以上，脊髓灰质炎病例数量不断下降，自1994年10月以来再未发现本土脊髓灰质炎野病毒。2000年10月29日，世界卫生组织(World Health Organization，WHO)宣布WHO西太平洋区实现了无脊髓灰质炎目标。这是WHO 6个区中第2个实现无脊髓灰质炎目标的地区。现阶段，我国要维持无脊髓灰质炎状态，需要保持高水平的脊髓灰质炎疫苗接种率和高质量的AFP监测工作。OPV是减毒活疫苗，其神经毒性和传播能力有可能在体内复原，接种OPV的人群有可能出现罕见的疫苗相关性麻痹性脊髓灰质炎(vaccine-associated paralytic poliomyelitis，VAPP)病例和疫苗衍生脊髓灰质炎病毒(vaccine-derived poliovirus，VDPV)病例。因此，我国需要面临的挑战包括脊髓灰质炎野病毒的输入风险、VAPP病例和VDPV病例的发生。

我国自1991年开始建立急性弛缓性麻痹(AFP)病例监测系统，对具有急性弛缓性麻痹症状的病例进行监测，并采集病例粪便标本进行检测，以明确是否为脊髓灰质炎病毒感染所致。1993年监测系统日趋完善，监测水平、监测质量逐步提高。

问题1　我国已实现“维持无脊髓灰质炎状态”多年，还会出现脊髓灰质炎疫情吗？

问题2　目前我国使用的脊髓灰质炎疫苗有哪些种类？免疫程序是什么？

问题3　开展AFP监测的目的是什么？

第二部分　病例的发现和报告

2018年6月6日，X省S市M区疾病预防控制中心工作人员在接到A医院报告1例AFP病例后，检索中国疾病预防控制信息系统发现该病例的基本情况为：患者，男，5月龄，现居于邻近的Z省N市Y区，在A医院住院治疗期间，于6月1日出现四肢无力的症状。

问题4　请简述AFP病例的定义、诊断要点、常见AFP病例以及AFP的报告时限。该病例是否为AFP病例？

问题5　如果你是M区疾控中心工作人员，接到报告后应该开展哪些工作？

第三部分　AFP病例调查

一、流行病学调查

当日，M区疾控中心的工作人员前往医院对患者进行了流行病学调查显示：患儿，男，5月龄，散居儿童，家住邻近的Z省N市Y区，5月19日因联合免疫缺陷病、脓毒血症、肺部感染、血小板减少症和脑发育不全等在X省S市A医院住院，6月1日晚患儿开始出现四肢肌力减低的情况，6月2日查体患儿右侧肢体近端肌力3～4级，左上肢近端肌力2～3级，左下肢近端肌力1级。调查时，患儿有发热、轻微的呼吸困难，无腹泻、颈强直、肌肉疼痛、3d注射史；肌力检查发现，有肢体感觉障碍，左下肢不能运动，左上肢、右上肢和右下肢能水平运动，深部腱反射减弱。脊髓灰质炎疫苗接种史：共接种过2剂次脊髓灰质炎疫苗。第一针接种在2月龄时，接种的是Sabin株的脊髓灰质炎灭活疫苗；第二针接种在3月龄时，接种的是Sabin株的二价脊髓灰质炎减毒活疫苗。

问题6　针对本病例，如何开展调查步骤？

二、病例标本的采集和检测

患儿住院病区的护士于6月6日、7日采集了双份粪便样本，每份5g，于6月8日带冰运送至X省脊髓灰质炎病毒实验室，进行脊髓灰质炎病毒分离培养及型别鉴定。6月19日，X省实验室出具的报告结果显示，两份样本均分离到L20B阳性分离物，病毒型别鉴定结果显示为Ⅲ型脊髓灰质炎病毒（疫苗相似株）。X省实验室于6月22日将脊髓灰质炎病毒阳性分离物送达国家脊髓灰质炎实验室进行复核，28日复核结果显示为Ⅲ型脊髓灰质炎病毒，与Sabin株比有3个核苷酸变异。接到结果反馈后，因患儿于6月15日出院，S市疾控中心将患儿随访工作转给Z省N市疾控中心。

问题7　AFP病例的采样要求有哪些？本案例中样本的采集、运送是否符合要求？

问题8　如果你是N市疾控中心工作人员，后续应该如何处置本AFP病例？

第四部分　疑似预防接种异常反应的调查和诊断

一、AEFI的报告

6月20日，N市疾控中心接到AFP报告系统中从X省S市转入的该病例个案后，电话联系了患儿家长了解患儿病情发展情况，发现该患儿后续又出现了四肢瘫痪的情况，怀疑四肢瘫痪是由于接种脊髓灰质炎疫苗所致。N市疾控中心将此情况立即电话告知了Y区疾控中心。接到报告后，Y区疾控中心核实了患儿的相关情况后，向Y区卫生行政主管部门报告，并在AEFI报告系统填写了报告卡。当日，N市疾控中心与Y区疾控中心专业人员对此事件进行了详细调查，并撰写了调查报告。

问题9　AEFI监测病例定义是什么？严重疑似预防接种异常反应病例定义是什么？本案例中的患儿是否属于严重疑似预防接种异常反应病例？

问题10　AEFI的报告单位、报告人和报告程序分别是什么？

二、AEFI的调查

由于该患儿的病情较为复杂，N市疾控中心协同Y区疾控中心专业人员于6月20日先后展开调查，收集了相关资料，并召开了专家讨论会进行案例梳理和讨论。

问题11　AEFI的调查内容包括哪些？

（一）本次可疑疫苗接种实施经过

可疑疫苗[口服轮状病毒疫苗（bovine oral rota virus vaccine，bOPV）疫苗]：2018年2月24日在Y区Z街道社区卫生服务中心预防接种门诊口服bOPV疫苗1剂次，在左大腿接种吸附无细胞百白破和b型流感嗜血杆菌（结合）联合疫苗1剂次。接种前家长自诉该婴儿身体健康，经预检合格、签署接种知情同意书后，接种医生给予口服bOPV疫苗1剂次，接种过程符合《预防接种工作规范》相关要求。接种后在现场留观30min无不良反应，离开接种门诊。

患儿接种的第2剂次脊髓灰质炎疫苗（第1剂次bOPV）为免疫规划疫苗，由省、市、区疾控中心统一免费调拨。bOPV疫苗生产企业是***，批号***，有效期至2018年12月31日，有批签发合格证***。截至2018年6月21日，Y区共接种同批号二价脊髓灰质炎减毒活疫苗17 102剂次，未接到不良反应报告。

Z街道社区卫生服务中心预防接种门诊为Y区卫生健康局认定的具有预防接种资质的接种单位。接种操作均严格按照规范实施，接种所用疫苗均按《预防接种工作规范》要求放置在冷藏冰箱内，冰箱有测温记录，bOPV疫苗储存温度控制在−20℃以下，有详细生物制品出入库登记。接种人员经Y区卫生健康局培训合格，持有预防接种上岗证。

（二）出生史、既往疫苗接种史

患儿，男，2017年11月15日出生，汉族，散居儿童，现住址：N市Y区S街道。患儿在N市C医院出生。其母孕2产1，孕38周顺产。患儿出生体重3 200g，Apgar评分10分，纯母乳喂养。

患儿2017年11月15日和12月15日分别接种1剂乙型肝炎疫苗，2017年11月16日接种1剂卡介苗，2018年1月18日接种1剂脊髓灰质炎灭活疫苗，2月2日接种1剂13价肺炎球菌结合疫苗。上述疫苗接种后，患儿未出现过接种后疑似异常预防接种反应。2月

24日接种bOPV、吸附无细胞百白破和b型流感嗜血杆菌联合疫苗各1剂。

患儿发病前有脊髓灰质炎疫苗免疫史2剂次：2018年1月18日接种1剂IPV疫苗（Salk株IPV）、2018年2月24日接种1剂bOPV疫苗。麻痹前最近一次服苗日期是2018年2月24日，距麻痹日期6月1日已97d。

（三）临床诊疗情况调查

1. 发病和诊疗经过　患儿于2018年5月14日因“反复肺部感染2个月余，血小板降低5d”到B医院住院治疗。由于病情危重，5月16日内科会诊后转至S市A医院住院治疗。当日开始出现反复发热，最高38.3℃，门诊查血常规显示：血小板$24×10^9$/L，考虑患儿病情重，予收入重症监护室。5月19日下午转入免疫科。入院查体：神志清，精神反应可，前囟未及；皮肤巩膜无黄染，肤色红润，四肢可见较多陈旧性皮疹，伴色素沉着，无瘀斑，皮肤弹性可。结膜无充血，咽无充血，无三凹征，双肺呼吸音粗，可闻及少量啰音，心律齐，未及杂音；腹部平软，肝肋下3cm，质软，脾肋下2cm，肠鸣音正常，四肢肌力肌张力可，神经系统检查（-），毛细血管再充盈时间<2s。入院诊断：①免疫缺陷病？②血小板减少症；③支气管肺炎。6月1日患儿开始出现四肢肌力减低的情况，6月2日查体患儿四肢肌张力低，左侧肢体肌力1级，右侧肢体肌力1～2级。神经内科会诊后建议完善脑电图、肌电图等检查，家属予以拒绝。6月6日进行AFP病例报告。患儿入院后予抗感染治疗、扩容、丙种球蛋白输注、预防出血等支持治疗。患儿病情复杂、危重，原发疾病严重，合并症较多，家长慎重考虑后，于6月15日自动住院，出院时右侧肢体近端肌力3～4级，左上肢近端肌力2～3级，左下肢近端肌力1级。出院诊断为：①免疫缺陷病（联合免疫缺陷）；②脓毒血症；③重症肺炎（呼吸衰竭）；④血小板减少症；⑤脑发育不全；⑥四肢瘫痪。

A医院主要辅助检查：入院检查血常规C反应蛋白（C-reactive protein，CRP）31mg/L（↑）；血红蛋白83g/L（↓）；淋巴细胞百分率38.0%（↓）；中性粒细胞百分率53.5%（↑）；血小板$24×10^9$/L（↓）；白细胞$6.7×10^9$/L（↓）。血气检查：pO_2 37.4mmHg（↓）。生化检查：白蛋白30.6g/L（↓）；γ-谷氨酰转移酶142U/L（↑）；钾3.40mmol/L（↓）；钠133.0mmol/L（↓）；总胆红素4.8μmol/L（↓）。流式细胞：$CD16^+CD56^+$ 26.50%（↑）；$CD19^+$ 0.05%（↓）；$CD4^+$ 15.28%（↓）；$CD8^+$ 11.63%（↓）；免疫：抗-HBs 407.87mU/mL（阳性）；T-SPOT：阴性。免疫球蛋白：补体4（C4）0.43g/L（↑）。降钙素原测定：0.69ng/mL（↑）。脑脊液常规：潘氏蛋白（+）；血和粪便病毒培养与鉴定（肠道病毒）阳性（+）；痰培养：葡萄牙假丝酵母菌（++）。脑脊液病毒培养与鉴定：肠道病毒（-）。

B超显示肝大，质地欠佳，脾大，双肾结构欠清，腹部肠腔内气体较多。胸部X线片显示为支气管肺炎。头颅MRI和CT均显示脑发育不良，幕上脑室扩张，双侧乳突积液。

2. 案例专家讨论会及后续补充诊疗情况　由于本案例的病情危重并且比较复杂，2018年7月5日，N市疾控中心组织N市预防接种异常反应调查诊断专家对其进行案例梳理和讨论，并邀请省级专家进行技术指导。讨论会上，专家根据病史资料、体检结果对该案例进行充分讨论。专家认为，患儿口服脊髓灰质炎疫苗第2剂（口服脊髓灰质炎减毒活疫苗第1剂）后96d出现四肢麻痹的症状，国家实验室检测结果为脊髓灰质炎疫苗株病毒分离阳性。但是，从时间关联来看，患儿服用活疫苗出现麻痹时间已经90余天，已经超过服用活苗后6～40d出现急性弛缓性麻痹的疫苗相关性麻痹性脊髓灰质炎国家标准。患儿还存在脑发育不全的情况，但脑发育不全患儿往往会存在肌张力亢进的情况，并不是该患儿四肢肌张力低下的原因。因此，针对患儿的目前情况，有待进一步肌电图和实验室检查明确诊断。

根据专家的建议，Y 区疾控中心于 2018 年 7 月 8 日、9 日再次采集患儿的双份粪便标本，7 月 10 日送达 Z 省疾控中心，脊髓灰质炎病毒分离Ⅲ型阳性，经国家脊髓灰质炎实验室鉴定是Ⅲ型脊髓灰质炎疫苗株，3 个核苷酸变异。2018 年 7 月 10 日采集患儿血清标本检测脊髓灰质炎中和抗体，Ⅰ型、Ⅲ型中和抗体均<1∶4。由于患儿血小板计数过低，无法进行肌电图检查。之后该患儿因病情危重，于 7 月中旬在家中死亡，家属拒绝尸检。

三、AEFI 的诊断

2018 年 6 月底家长递交 AEFI 诊断申请书，要求对患儿是否由脊髓灰质炎减毒活疫苗接种引起的异常反应进行诊断。

8 月中旬，Z 省疾控中心组织省预防接种异常反应调查诊断专家组和 AFP 病例分类专家诊断小组专家召开本案例的调查诊断会。会议根据患儿上述病史特点、临床表现及实验室检查结果，认为：患儿四肢肌力下降，不能排除疫苗相关性麻痹性脊髓灰质炎（VAPP）。

问题 12　AEFI 诊断应由谁出具？诊断的时限是什么？本例病例的诊断应该如何组织开展？

问题 13　AEFI 个案因果关联评估法则是什么？

问题 14　疫苗相关性麻痹性脊髓灰质炎（VAPP）的诊断标准是什么？

问题 15　AEFI 经过调查诊断后，可以按照发生原因分为哪些类型？

问题 16　AEFI 诊断结果应该如何告知患者或其家属？如果患者或其家属对诊断结果有异议应该如何做？

第五部分　病例的处置和补偿

家长在 8 月下旬收到 AEFI 诊断书后，向 Y 区卫生健康局提出了补偿申请。根据 Z 省预防接种异常反应补偿办法，该患儿是由于接种免疫规划疫苗引起预防接种异常反应需要对受种者予以经济补偿的，所需资金由省财政在预防接种专项经费中安排。

问题 17　预防接种异常反应的补偿由谁来承担？

参考答案

问题 1　我国已实现“维持无脊髓灰质炎状态”多年，还会出现脊髓灰质炎疫情吗？

自 1988 年世界卫生大会发起“全球消灭脊髓灰质炎行动”倡议以来，WHO 美洲区、西太平洋区、欧洲区和东南亚区先后于 1994 年、2000 年、2002 年和 2014 年实现无脊髓灰质炎目标。WHO 分别于 2015 年 9 月、2019 年 10 月宣布，全球消灭Ⅱ型、Ⅲ型脊髓灰质炎野病毒。但是截至目前，全球仍有国家，如阿富汗与巴基斯坦，存在Ⅰ型脊髓灰质炎野病毒本土流行。在全球实现消灭脊髓灰质炎前，只要存在脊髓灰质炎野病毒的传播和流行，已经实现无脊髓灰质炎的国家和地区始终面临脊髓灰质炎野病毒输入的风险。阿富汗与巴基斯坦都是我国的邻国，使得我国一直存在脊髓灰质炎野病毒输入的风险。如果停止儿童脊髓灰质炎疫苗接种，人群免疫水平下降，可能会造成脊髓灰质炎在我国的传播和流行。

问题2 目前我国使用的脊髓灰质炎疫苗有哪些种类？免疫程序是什么？

1. OPV含有减毒活病毒，该病毒是用野病毒株在非人类细胞中经过传代培养获得的疫苗株（Sabin株）。目前我国使用的是针对Ⅰ型和Ⅲ型脊髓灰质炎病毒的二价OPV（bivalenTOPV，bOPV）。脊髓灰质炎灭活疫苗（inactivated poliomyelitis vaccine，IPV）用的是经甲醛灭活的Ⅰ型、Ⅱ型、Ⅲ型Sabin或Salk病毒株。目前我国使用的IPV有2种，分别是Salk-IPV疫苗和Sabin-IPV疫苗。

2. 目前，根据《国家免疫规划疫苗儿童免疫程序及说明（2021年版）》，最新的儿童脊髓灰质炎疫苗（免疫规划疫苗）程序为：共接种4剂，其中2月龄、3月龄各接种1剂IPV，4月龄、4周岁各接种1剂OPV。IPV采用肌内注射，OPV口服。

吸附无细胞百白破灭活脊髓灰质炎和b型流感嗜血杆菌（结合）联合疫苗（简称五联苗）：为非免疫规划疫苗，可替代无细胞百白破疫苗、脊髓灰质炎疫苗、b型流感嗜血杆菌（结合）疫苗。免疫程序为：在2月龄，3月龄，4月龄进行3针基础免疫，在18月龄进行1针加强免疫，肌内注射。

1978年，我国将三价OPV（trivalenTOPV，tOPV）纳入免疫规划，免疫程序为3月龄、4月龄、5月龄和4周岁各接种1剂，口服。2016年5月1日起，我国开始实施脊髓灰质炎疫苗接种新策略，全国范围内脊髓灰质炎疫苗常规免疫首剂用IPV替代OPV，同时用bOPV替代tOPV，实行"1剂IPV+3剂bOPV"的序贯免疫策略，即儿童在2月龄时接种1剂IPV，3月龄、4月龄和4周岁各口服1剂bOPV。自2020年1月1日起，全国范围内脊髓灰质炎疫苗免疫策略由"1剂IPV+3剂bOPV"调整为"2剂IPV+2剂bOPV"。

问题3 开展AFP监测的目的是什么？

AFP监测的主要目的是：

1. 及时发现输入性的脊髓灰质炎野病毒，采取措施防止病毒传播，维持无脊髓灰质炎状态。

2. 及时发现VAPP病例、VDPV病例及其循环，采取措施控制病毒进一步传播。

3. 评价脊髓灰质炎疫苗免疫工作质量，发现薄弱环节。

4. 监测脊髓灰质炎病毒变异情况，为调整脊髓灰质炎疫苗免疫策略提供依据。

问题4 请简述AFP病例的定义、诊断要点、常见AFP病例以及AFP的报告时限。该病例是否是AFP病例？

根据《全国急性弛缓性麻痹（AFP）病例监测方案》：

1. AFP病例定义为所有15岁以下出现急性弛缓性麻痹症状的病例和任何年龄临床诊断为脊髓灰质炎的病例均作为AFP病例。AFP病例的诊断要点为急性起病、肌张力减弱、肌力下降、腱反射减弱或消失。

2. 常见的AFP病例包括以下疾病：①脊髓灰质炎；②吉兰-巴雷综合征（感染性多发性神经根神经炎）；③横贯性脊髓炎、脊髓炎、脑脊髓炎、急性神经根脊髓炎；④多神经病（药物性多神经病，有毒物质引起的多神经病、原因不明性多神经病）；⑤神经根炎；⑥外伤性神经炎（包括臀肌药物注射后引发的神经炎）；⑦单神经炎；⑧神经丛炎；⑨周期性麻痹；⑩肌病（包括全身型重症肌无力、中毒性、原因不明性肌病）；⑪急性多发性肌炎；⑫肉毒中毒；

⑬四肢瘫、截瘫和单瘫(原因不明);⑭短暂性肢体麻痹。

3. AFP的报告时限 医疗卫生机构和相关人员发现AFP病例后,24h内填写AFP病例报告卡并通过疾病监测信息报告管理系统进行网络直报。

4. 本病例年龄为5月龄,符合"15岁以下"的AFP病例监测年龄要求;于6月1日出现四肢无力的症状,麻痹时间距离报告时间为5d,符合"急性起病";症状为"四肢无力",存在肌力下降的症状。所以,本病例为AFP病例。

问题5 如果你是M区疾控中心工作人员,接到报告后应该开展哪些工作?

1. 在48h内对病例开展个案调查,并在信息系统中详细填报急性弛缓性麻痹病例个案调查表。调查内容包括病例基本情况、麻痹发生时间、主要症状体征、是否重症或死亡以及脊髓灰质炎疫苗接种史。

2. 需要在麻痹出现后14d内采集两份合格的AFP病例标本。采集后于7d内冷藏送达省级脊髓灰质炎实验室开展检测。

问题6 针对本病例,如何开展调查步骤?

根据《全国急性弛缓性麻痹(AFP)病例监测方案》,接到AFP病例报告后,县级疾控机构应在48h内派专业人员对病例开展个案调查。在临床医生配合下,详细填写"急性弛缓性麻痹病例个案调查表"。调查按以下步骤进行:

1. 了解发病过程 应了解麻痹发生时间、是否有发热/腹泻、麻痹部位是否对称、是否疼痛、有无外伤或注射史、就诊过程、OPV服苗史等。

2. 进行神经学检查 重点检查肌力、肌张力、腱反射、肌萎缩和肢体活动情况。

3. 填写个案调查表 要求完整、准确填写,避免缺项和漏项。如有调查表中未包括的症状或体征可用文字说明;调查时力求明确临床诊断。

问题7 AFP病例的采样要求有哪些?本案例中样本的采集、运送是否符合要求?

根据《全国急性弛缓性麻痹(AFP)病例监测方案》:

1. AFP病例标本的采集 对所有AFP病例应采集双份大便标本用于病毒分离。标本的采集要求是:在麻痹出现后14d内采集;两份标本采集时间至少间隔24h;每份标本重量≥5g(约为成人的大拇指末节大小)。

2. 原始标本运送 ①标本采集后要在7d内送达省级脊髓灰质炎实验室,标本应冷藏运送,在送达省脊髓灰质炎实验室时带冰且包装完整。标本的运送要符合国家对标本运送的有关要求。②采集的标本应有完整的登记资料,一并送达省脊髓灰质炎实验室。

3. 阳性分离物运送 省级脊髓灰质炎实验室应在分离定型后14d内将脊髓灰质炎病毒阳性分离物送达国家脊髓灰质炎实验室。标本应冷冻运送,在送达国家脊髓灰质炎实验室时带冰且包装必须完整。标本的运送同时要符合国家对标本运送的有关要求。

4. 本案例中粪便样本是在麻痹后第6天和第7天采集,每份样本采集量为5g,符合"在麻痹出现后14d内采集;两份标本采集时间至少间隔24h;每份标本重量≥5g"的要求。两份样本采集后分别在第3天和第2天带冰送达省级脊髓灰质炎实验室,具有完整的登记资料,符合相关工作要求。

问题8　如果你是N市疾控中心工作人员，后续应该如何处置本AFP病例？

根据《全国急性弛缓性麻痹（AFP）病例监测方案》：

1. 在AFP病例麻痹发生60d后，要对所报告的AFP病例进行随访。随访由县或市级疾控机构完成，随访必须见到病例本人，建议随访者为对该病例进行过调查的人员。

2. 随访时要填写“AFP病例麻痹随访表”，随访表填写完成后要及时录入系统，上报市、省级疾控机构。

3. 在病例首次进行个案调查时没有明确临床诊断的病例，力求在随访时能够得出明确诊断，以补充个案资料。必要时组织省级专家组专家进行访视。

针对本例病例：首先，考虑到本病例病情复杂危重，N市疾控中心在接收病例时就进行了随访调查工作，并召开了案例专家讨论会对本案例进行了分析。其次、根据本例病例粪便样本的实验室结果：脊髓灰质炎疫苗株病毒分离阳性。电话联系了患儿家长了解患儿病情发展情况，家长怀疑四肢瘫痪是由于接种脊髓灰质炎疫苗所致。结合以上情况，考虑患儿存在VAPP的可能性，N市疾控中心将此情况立即电话告知了Y区疾控中心，填写AEFI报告卡并通过全国预防接种信息管理系统进行网络直报。随后N市疾控中心协同Y区疾控中心展开了AEFI病例的调查、诊断和补偿相关工作。

问题9　AEFI监测病例定义是什么？严重疑似预防接种异常反应病例定义是什么？本案例中的患儿是否属于严重疑似预防接种异常反应病例？

根据《全国疑似预防接种异常反应监测方案》（2022年版），疑似预防接种异常反应是指在预防接种后发生的怀疑与预防接种有关的反应或事件。

严重疑似预防接种异常反应包括以下几种情况：①死亡；②危及生命；③需要住院治疗或延长已在住院治疗的时间；④持续的或显著的人体伤残/失能；⑤先天性异常或者出生缺陷（怀疑受种者母亲孕期接种疫苗所致）；⑥如不干预或者治疗，可能出现上述所列情况的情形。

本案例中的患儿在住院期间出现了四肢瘫痪的症状，病情危重，最终死亡，属于严重疑似预防接种异常反应。

问题10　AEFI的报告单位、报告人和报告程序分别是什么？

根据《全国疑似预防接种异常反应监测方案》（2022年版）：

1. AEFI的责任报告单位和报告人　分别为医疗机构、接种单位、疾病预防控制机构、药品不良反应监测机构、疫苗生产企业、疫苗批发企业及其执行职务的人员。

2. AEFI报告程序　AEFI报告实行属地化管理。责任报告单位和报告人发现属于报告范围的AEFI病例（包括接到受种者或其监护人的报告）后，应当及时向受种者所在地的县级卫生行政部门、药品监督管理部门报告，并在48h内填写AEFI个案报告卡，向受种者所在地的县级疾控机构报告；发现怀疑与预防接种有关的死亡、严重残疾、群体性AEFI、对社会有重大影响的AEFI时，在2h内填写个案报告卡，以电话等最快方式向受种者所在地的县级疾控机构报告。县级疾控机构经核实后，立即通过全国预防接种信息管理系统进行网络直报。各级疾控机构和药品不良反应监测机构应当通过全国预防接种信息管理系统实时监测疑似预防接种异常反应报告信息。

问题 11 AEFI 的调查内容包括哪些？

1. 临床资料 ①既往预防接种异常反应史、既往健康状况、家族史、过敏史；②主要症状和体征及有关的实验室检查结果；③已采取的治疗措施和效果等资料；必要时对患者进行访视和临床检查；④对于死因不明需要进行尸体解剖检查的病例，应当按照有关规定进行尸检。

2. 预防接种资料 ①疫苗进货渠道、供货单位的资质证明、疫苗购销记录；②疫苗运输条件和过程、疫苗贮存条件和冰箱温度记录、疫苗送达基层接种单位前的贮存情况；③疫苗的种类、生产企业、批号、出厂日期、有效期、来源、领取日期、同批次疫苗的感官性状；④接种服务组织形式、接种现场情况、接种时间和地点、接种单位和接种人员的资质；⑤接种实施情况、接种部位、途径、剂次和剂量、打开的疫苗何时用完；⑥安全注射情况、注射器材的来源、注射操作是否规范；⑦接种同批次疫苗其他人员的反应情况、当地相关疾病发病情况。

问题 12 AEFI 诊断应由谁出具？诊断的时限是什么？本例病例的诊断应该如何组织开展？

根据最新的《全国疑似预防接种异常反应监测方案》(2022 年版)规定：

1. 县级卫生行政部门、药品监督管理部门接到疑似预防接种异常反应报告后，对需要进行调查诊断的，交由县级疾病预防控制机构组织专家进行调查诊断。死亡、严重残疾、群体性疑似预防接种异常反应、对社会有重大影响的疑似预防接种异常反应，由市级或省级疾病预防控制机构组织预防接种异常反应调查诊断专家组进行调查诊断。

2. 疑似预防接种异常反应的调查诊断结论，应当在调查结束后 30d 内尽早做出。

问题 13 AEFI 个案因果关联评估法则是什么？

WHO 建立了 6 种因果关联分类来进行 AEFI 个案中疾病与接种疫苗因果关联的评估：①非常可能 / 确定；②很可能；③可能；④不可能；⑤不相关；⑥无法分类。

该法则在因果关联评估的应用中包含 5 个问题：

1. AEFI 诊断是否正确？可以从个案的诊疗记录相关信息对诊断进行确认。

2. 是否存在支持除疫苗外的其他可能原因导致 AEFI 的证据？在评估时应确认：①是否有其他原因导致 AEFI；②是否有证据支持。如有其他原因导致疾病的确定证据，则可得出“不符合因果关联”的结论，并注明“发现其他原因”。如无其他原因的证据，可建议诊治医生进一步收集这些资料。

3. AEFI 与疫苗之间有已知的因果关联吗？基于目前已发表的、使用因果关联原则开展的科学研究报告是否显示报告的 AEFI 与接种的疫苗有因果关联。如疫苗与 AEFI 之间的因果关联确定，应该进一步确认 AEFI 是否发生在已知风险增高的接种后时间窗口内。如果是，则可将 AEFI 分类为“符合”因果关联。但是，也存在发生在公认的风险增高的时间窗口外仍然是疫苗所致的情况。比如 VAPP 通常发生在接种 OPV 疫苗后 30d 内，但如果是免疫功能低下的儿童，在接种 OPV 疫苗 30d 后也可能发病。

4. 是否具有有力的科学证据排除疫苗与 AEFI 的因果关联？如果有，则应分类为“不符合”因果关联。

5. AEFI 是感染性疾病吗？如果 AEFI 是感染性疾病，按顺序展开以下问题：①是否能找到感染性病原体的证据？②该病原体是否为疫苗病原体？③是否为疫苗株？④如果

"是"，是否存在时间关联？⑤是否能在疫苗瓶中检测到了相同的病原体？如怀疑疫苗污染，可对疫苗瓶进行相同病原体的检测。如考虑是生产过程中的污染，检测同一批次的其他疫苗瓶。⑥是否存在其他病原体感染的情况？如同一疫苗瓶或同一批次疫苗的受种者中多人被同一病原体感染，有理由推定该疫苗瓶或该批次疫苗可能被污染。⑦是否有接种部位感染的证据？是否存在接种部位或其附近部位有无感染的临床证据。

问题 14 疫苗相关性麻痹性脊髓灰质炎(VAPP)的诊断标准是什么？

根据中华人民共和国卫生行业标准 WS/T294—2016《脊髓灰质炎诊断》：

1. 服苗者 VAPP 病例 疑似病例近期曾有脊髓灰质炎减毒活疫苗免疫史，且在服用脊髓灰质炎减毒活疫苗后 4～35d 内发热，6～40d 出现急性弛缓性麻痹。麻痹后未再服用脊髓灰质炎减毒活疫苗，从粪便、咽部、脑脊液、脑或脊髓组织标本中分离到脊髓灰质炎疫苗病毒，该病毒和原始疫苗病毒 Sabin 株相比，Ⅰ型和Ⅲ型脊髓灰质炎病毒 VP1 编码区核苷酸序列变异≤9 个，Ⅱ型脊髓灰质炎病毒 VP1 编码区核苷酸序列变异≤5 个。

2. 服苗接触者 VAPP 病例 疑似病例曾与脊髓灰质炎减毒活疫苗免疫者在服苗后 35d 内有密切接触史，接触 6～60d 后出现急性弛缓性麻痹；或发病前 40d 未服过脊髓灰质炎减毒活疫苗。麻痹后未再服用脊髓灰质炎减毒活疫苗，从粪便，咽部、脑脊液、脑或脊髓组织标本中分离到脊髓灰质炎疫苗病毒，该病毒和原始疫苗病毒 Sabin 株相比，Ⅰ型和Ⅲ型脊髓灰质炎病毒 VP1 编码区核苷酸序列变异≤9 个，Ⅱ型脊髓灰质炎病毒 VP1 编码区核苷酸序列变异≤5 个。

问题 15 AEFI 经过调查诊断后，可以按照发生原因分为哪些类型？

根据最新的《全国疑似预防接种异常反应监测方案》(2022 年版)规定，疑似预防接种异常反应经过调查诊断分析，按发生原因分成以下 5 种类型：

1. 不良反应 合格的疫苗在实施规范接种后，发生的与预防接种目的无关或意外的有害反应，包括一般反应和异常反应。

(1) 一般反应：在预防接种后发生的，由疫苗本身所固有的特性引起的，对机体只会造成一过性生理功能障碍的反应，主要有发热和局部红肿，同时可能伴有全身不适、倦怠、食欲减退、乏力等综合症状。

(2) 异常反应：合格的疫苗在实施规范接种过程中或者实施规范接种后造成受种者机体组织器官、功能损害，相关各方均无过错的药品不良反应。

2. 疫苗质量事故 由于疫苗质量不合格，接种后造成受种者机体组织器官、功能损害。

3. 接种事故 由于在预防接种实施过程中违反预防接种工作规范、免疫程序、疫苗使用指导原则、接种方案，造成受种者机体组织器官、功能损害。

4. 偶合症 受种者在接种时正处于某种疾病的潜伏期或者前驱期，接种后巧合发病。

5. 心因性反应 在预防接种实施过程中或接种后因受种者心理因素发生的个体或者群体的反应。

问题 16 AEFI 诊断结果应该如何告知患者或其家属？如果患者或其家属对诊断结果有异议应该如何做？

在作出 AEFI 诊断后 10 个工作日内，调查诊断专家组应将调查诊断结论报同级卫生健康委员会和药品监督管理部门。由卫生健康委员会在接到报告后10个工作日内将诊断结论告知当事人。

根据中华人民共和国卫生部令第60号《预防接种异常反应鉴定办法》规定：

1. 受种方、接种单位、疫苗生产企业对预防接种异常反应调查诊断结论有争议时，可以在收到预防接种异常反应调查诊断结论之日起60d内向接种单位所在地设区的市级医学会申请进行预防接种异常反应鉴定，并提交预防接种异常反应鉴定所需的材料。

2. 对设区的市级医学会鉴定结论不服的，可以在收到预防接种异常反应鉴定书之日起15d内，向接种单位所在地的省、自治区、直辖市医学会申请再鉴定。

问题17　预防接种异常反应的补偿由谁来承担？

我国2019年12月1日起正式实施《中华人民共和国疫苗管理法》，其中第五十六条提出："国家实行预防接种异常反应补偿制度。实施接种过程中或者实施接种后出现受种者死亡、严重残疾、器官组织损伤等损害，属于预防接种异常反应或者不能排除的，应当给予补偿。补偿范围实行目录管理，并根据实际情况进行动态调整。

接种免疫规划疫苗所需的补偿费用，由省、自治区、直辖市人民政府财政部门在预防接种经费中安排；接种非免疫规划疫苗所需的补偿费用，由相关疫苗上市许可持有人承担。国家鼓励通过商业保险等多种形式对预防接种异常反应受种者予以补偿。"

对于bOPV等儿童免疫规划疫苗，我国免疫规划疫苗多年实行政府采购，各省（自治区、直辖市）按照各自的补偿方案由财政进行补偿。近几年来，北京、江苏等地尝试通过财政支出购买商业保险进行免疫规划疫苗的补偿，也有疫苗企业在全国范围或者部分地区购买商业保险。

（方　挺　叶莉霞　王　齐　李巧方）

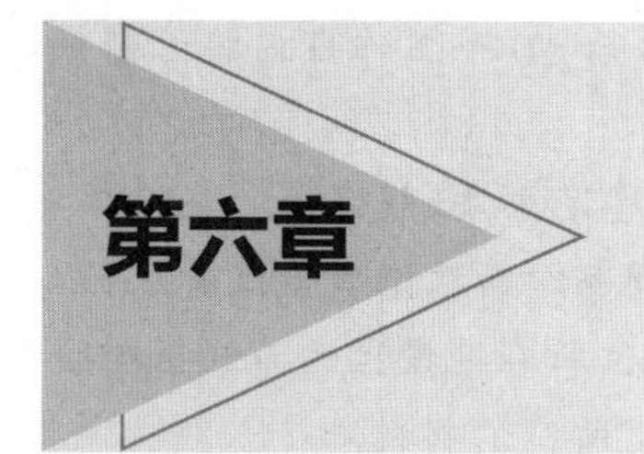

第六章 一起学校聚集性致病性大肠埃希菌感染暴发疫情的调查处置

学习目的

1. 掌握学校腹泻病疫情暴发调查的步骤。
2. 熟悉腹泻病暴发调查中的病因分析思路。
3. 培养综合分析资料、获取病因线索的能力。

第一部分 背　　景

2020年6月上旬，X区疾病预防控制中心接到辖区范围内T大学报告，该校近日陆续出现多例以腹泻、发热症状为主的病例。X区疾控中心将该信息报告省、市疾控中心，联合开展调查。

问题1　省、市疾控中心是否应高度关注该报告信息？为什么？

第二部分 初步调查结果

省、市疾控中心高度关注该报告信息，会同区疾控中心赴现场了解情况。现场调查人员对已报告的42例患者进行了流行病学个案调查，并与接诊医生进行交谈。初步调查结果：42例患者均为该校人员，其中教师1例，学生41例。学生病例中男性28例，女性13例，发病时间从5月28日14时到6月2日9时。临床表现主要为腹泻、发热等。

对该校初步调查发现，校内还有多例腹泻病例，主要是学生。据辖区医疗机构食源性疾病监测和感染性腹泻监测，学校周边和其他学校未见明显聚集性腹泻情况。38例病例中，26例血常规白细胞计数升高和/或淋巴细胞比例升高，和/或C反应蛋白（CRP）升高。采集11份病例大便/肛拭子标本送检。

问题2　从以上内容中，您获得了哪些信息？

问题3　接下来需要快速收集哪些信息？如何收集这些信息？

第三部分 疫 情 特 征

一、学校基本情况

T大学设有3个年级5个系170个班级；在校学生6 700人，教职员工414人，设有校医务室，配专职校医5名。

教学楼共8幢35层240间，每个楼层设有男女卫生间各1个，及独立盥洗的水池。现场调查发现，该校教室卫生条件较好，教室南北窗户能打开形成对流，学生在校时，教室窗户大多时间打开，形成对流，通风良好。

学校设有2座食堂（学生食堂3层，教工食堂2层），学生食堂根据楼层分学生一餐厅、二餐厅和三餐厅，供应早、中、晚三餐。学生一、二餐厅分别承包给不同的餐饮公司，三餐厅为学校自营。学生食堂每层同时还设有风味档口，为风味餐厅一、餐厅二和餐厅三，学生食堂二楼有奶茶店和面包店。教工食堂根据楼层分为教工一餐厅和二餐厅，教工二餐厅仅对教工开放，只供应午餐，一餐厅对外承包经营，对学生开放。

学生寝室共6幢，A楼6层340间，B楼6层250间，C楼6层131间，E楼6层109间，F楼6层110间，G楼6层211间，A-F楼一、二楼寝室和G楼架空层及一楼寝室为市政直接供水，其余楼层均为水箱加压二次供水。各寝室均配有饮水机，饮用统一的桶装水。教职工与学生使用同品牌同批次桶装水。

二、病例搜索

（一）病例定义及分类

2020年5月26日以来，T大学学生及教职员工中曾出现腹泻症状者（腹泻次数≥3次/24h），并或伴有其他症状。

（二）病例搜索

在学校医务室、周边医疗机构等地搜索该校全校学员和教职员工中符合病例定义的人员，同时走访学校相关管理部门及人员，收集其他患病人员信息。截至2020年6月8日8时，共搜索到病例159例。

三、疫情三间分布

1. 首发病例　男，21岁，某系2班学生，居住寝室为G502。5月28日14时患者出现腹泻症状，24h内共腹泻5次，均为水样便，有恶心，无发热等其他不适症状，5月29日前往校医院就诊，至6月2日痊愈。自述发病前无外出就餐史。

2. 时间分布　首发病例发病时间为5月28日14时，末病例为6月7日18时。发病曲线见图6-1。6月4日后，学校在原有以发热为主病例监测的基础上，加强对腹泻症状病例的监测，6月5日学校加强全员病例主动搜索，病例发现敏感性有所增强。

3. 人群分布　159例病例中，男性109例，女性50例（性别比为2.18∶1）。学生158例，教师1例。发病年龄18～36岁（18岁5例，19岁33例，20岁82例，21岁26例，22岁7例，23岁4例，24岁1例，36岁1例）。

158例学生病例分布在92个班级，其中有5个病例的班级2个，4个病例的班级5个，3个病例的班级9个，有2个病例的班级25个，有1个病例的班级51个，1例为教师。158例学生病例分布在136个寝室，其中3个病例的寝室2个，2个病例的寝室18个，有1个病例的寝室116个。

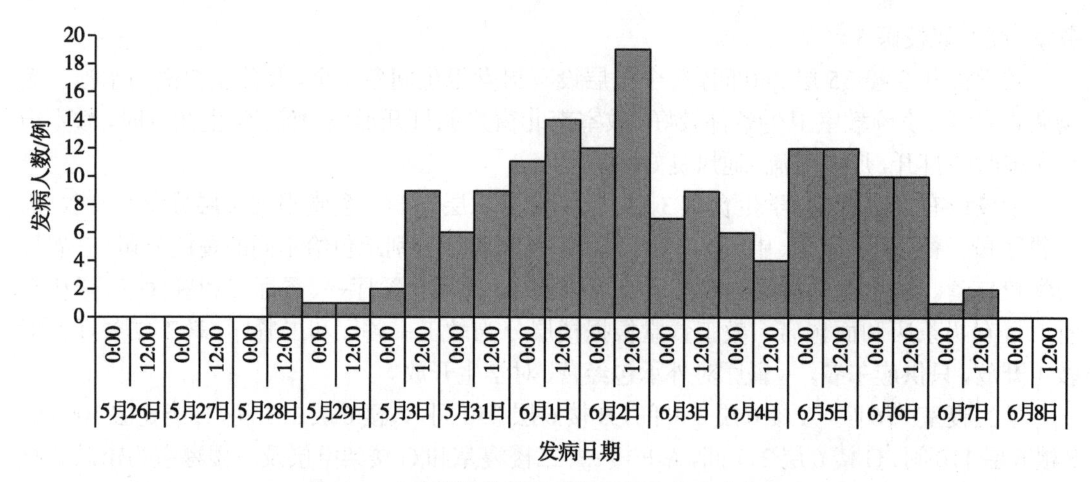

图 6-1 T大学聚集性感染性腹泻事件发病曲线

男、女生发病率均为 1.97%；A、B、C、E、F、G 寝室楼的发病率分别为：2.47%、2.57%、1.16%、3.48%、3.02% 和 2.90%。

问题 4 请根据以上三间分布信息分析本次疫情的特征。

四、临床表现

159 例病例临床症状主要表现为腹泻和发热，具体临床表现构成见图 6-2，无重症及住院病例。

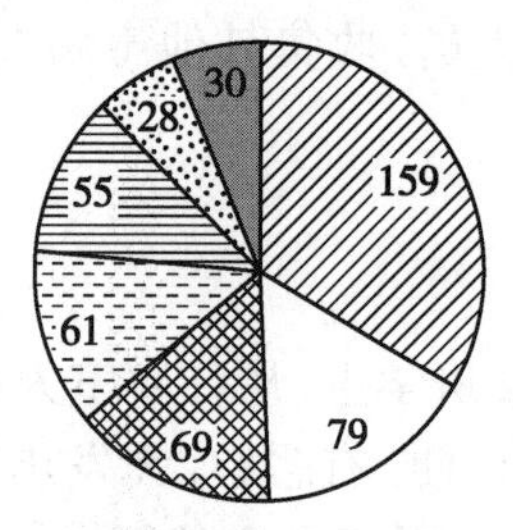

图 6-2 T大学聚集性感染性腹泻事件临床表现构成

五、卫生学调查

经现场走访查看和访谈，教室和寝室整体环境较为整洁，教学楼配有开水器，但较少有学生使用。学校食堂环境尚可，但餐具消毒记录欠规范，从监控视频看，从业人员洗手消毒意识不够，手套佩戴情况欠规范；风味档口的面条半成品放置时间较长，发现有将牛肉片等熟食直接用手加入汤面的现象。

学生食堂 4 楼为部分住校从业人员寝室，宿舍为多人间，只有一个公用卫生间，整体环境欠整洁，厕所地面有积水，洗手设施配备一般，未配备洗手液、抽纸。食堂备有开水炉，食堂从业人员普遍为自带水杯喝开水。

问题 5 请提出本次疫情暴发的流行病学病因假设。

六、采样及实验室检测

所有发热学生进行新型冠状病毒检测，新型冠状病毒核酸与血清特异性抗体 IgM 和 IgG 检测均为阴性。6 月 2 日—6 月 6 日，市、区疾控中心多次采集从业人员和病例肛拭子、留样食品、食堂操作环节涂抹物、桶装水、市政供水末梢水、二次供水水箱水进行检测，经两级疾控中心实验室检测，结果见表 6-1。

6 月 4 日，市疾控中心对区疾控中心上送的 11 份病例大便 / 肛拭子标本进行肠致病性大肠埃希菌（enteropathogenic Escherichia coli，EPEC）等肠道病原体检测，提示 EPEC 核酸阳性，其余诺如病毒、札幌病毒、轮状病毒等 20 种病原体均为阴性。

在 10 个病例和 37 名食品从业人员大便 / 肛拭子共 47 份核酸检测阳性样本中，已分离得到 9 株 EPEC 菌株（4 名病例和 5 名食品从业人员），送市疾控中心进行同源性分析。

表 6-1 样本采集情况和检测结果

采样日期	采集样本种类	数量	检测项目	阳性检测结果
6月2日	病例肛拭子样品	22 份	诺如病毒、札幌病毒、轮状病毒、腺病毒、流感病毒、EPEC 等病原体	3 份学生病例 EPEC 核酸阳性
	病例咽拭子样品	9 份	甲型流感病毒、乙型流感病毒、腺病毒、呼吸道合胞病毒核酸检测	无
6月3日	留样食品	5 份	EPEC、沙门菌、志贺菌、副溶血性弧菌等病原体	无
	环境涂抹物	10 份		学生食堂二餐厅砧板涂抹物 EPEC 核酸阳性，菌株待复核
	食品从业人员大便 / 肛拭子	22 份		学生食堂一餐厅 4 名工作人员（分别为食堂管理人员、切配工、保洁工和厨师各 1 名）EPEC 核酸阳性，其中 2 人检出 EPEC
	桶装水样	2 份		无
	新增病例大便 / 肛拭子	11 份		3 份学生病例 EPEC 核酸阳性
6月4日	食品从业人员大便 / 肛拭子标本	88 份	EPEC 核酸	33 名食堂工作人员（学生食堂一餐厅 12 人、二餐厅 11 人、三餐厅 2 人，教工食堂 1 人、附属楼风味小吃 5 人、奶茶店 1 人、面包店 1 人）12 名 EPEC 核酸阳性，其中 3 人检出 EPEC
	新增病例大便 / 肛拭子	7 份		4 份病例大便 / 肛拭子 EPEC 核酸阳性，其中 1 人检出 EPEC
	非学生食堂面包店食品	6 份		无
	教工食堂环节涂抹物	6 份		无
	面包店废弃原材料	10 份		2 份 EPEC 核酸阳性

续表

采样日期	采集样本种类	数量	检测项目	阳性检测结果
6月6日	食品从业人员肛拭子标本	5份	EPEC 核酸	无
	未发病学生肛拭子标本	98份		5份 EPEC 核酸阳性
	未发病教职工肛拭子标本	26份		无
	寝室桶装水水样	16份	大肠菌群/菌落总数	学生寝室一房间桶装水大肠菌群在结晶紫中性红胆盐琼脂（violet red bile agar，VRBA）上有可疑菌落（10，11）需进行复发酵，其余样本菌落总数均<1CFU/mL
	寝室不同楼层末梢水水样	9份		大肠菌群均<1MPN/100mL
	水箱水水样	5份		大肠菌群均<1MPN/100mL

问题6　关于本次疫情实验室检测结果请提出你的观点。

七、危险因素调查

（一）对 PCR 快检阳性的食品从业人员的校外住宿场地进行现场风险排查

现场走访从业人员校外住宿较集中的村庄出租房，进行卫生学调查，发现出租户整体卫生情况一般。出租房1：房间内均有独立卫生间，租客使用市政供水。出租房2：院内有一口井，但租户自述平常很少使用，一般均使用市政供水，部分房间内有独立卫生间，无单独卫生间的租客使用房屋附属的一处简易厕所，该厕所与水井距离较远。据房东和租户反映，近期均无明显腹泻病例。对附近的两家卫生服务站进行调查，未发现有相关人员就诊。

（二）供水情况调查

学校用水为市政统一供水，直供寝室、教室、食堂等1～2层，供水经水箱加压后供应寝室、教室、食堂等3层及以上。学校二次供水加压水箱设置在室内，进水管和出水管现场查看无破损，问询管理人员回复本学期自开学后未检修，未停水，学校水箱3月由第三方统一清洗消毒后使用。经调查，学生寝室1～2层（G楼为1层）、3层及以上（G楼为2层以上）的发病率分别为3.20%和2.44%。学校学生及教职工使用的桶装水品牌均统一，经初步了解，该桶装水生产厂家同时供应5所大学。经市疾控中心和辖区疾控中心向各校医院核实，5月底至6月初，其他各校发热或腹泻病例未明显增多。

问题7　是否可以排除水源性传播？请给出分析。

（三）病例对照研究结果

纳入分析共计223人，对照组96人（选取无病例宿舍未发病学生），病例组127人。纳入的223人中男性154人（69.1%），女性69人（30.9%），年龄分布18～24岁，平均年龄（20.02±1.08）岁，中位年龄20岁。调查发病前1周内就餐、饮用水和饮料使用情况。具体结果见表6-2。

表 6-2 病例对照分析结果

因素	对照组(n=96)/例(占比/%)	病例组(n=127)/例(占比/%)	χ^2	P
性别				
男	66(68.75%)	88(69.29%)	0.007	0.931
女	30(31.25%)	39(30.71%)		
饮用桶装水				
是	85(88.54%)	122(96.06%)	4.644	0.031
否	11(11.46%)	5(3.94%)		
喝饮料				
是	60(62.50%)	52(40.94%)	10.161	0.001
否	36(37.50%)	75(59.06%)		
喝开水				
是	34(35.42%)	33(25.98%)	2.314	0.128
否	62(64.58%)	94(74.02%)		
喝瓶装水				
是	41(42.71%)	48(37.80%)	0.550	0.458
否	55(57.29%)	79(62.20%)		
奶茶店				
是	27(28.12%)	11(8.66%)	14.651	<0.001
否	69(71.88%)	116(91.34%)		
学生一餐厅就餐				
是	44(45.83%)	73(57.48%)	2.974	0.085
否	52(54.17%)	54(42.52%)		
学生二餐厅就餐				
是	79(82.29%)	92(72.44%)	2.967	0.085
否	17(17.71%)	35(27.56%)		
学生三餐厅就餐				
是	55(57.29%)	67(52.76%)	0.454	0.500
否	41(42.71%)	60(47.24%)		
风味一餐厅就餐				
是	30(31.25%)	57(44.88%)	4.270	0.039
否	66(68.75%)	70(55.12%)		
风味二餐厅就餐				
是	40(41.67%)	56(44.09%)	0.131	0.717
否	56(58.33%)	71(55.91%)		
风味三餐厅就餐				
是	27(28.12%)	38(29.92%)	0.085	0.770
否	69(71.88%)	89(70.08%)		
教工食堂就餐				
是	12(12.50%)	12(9.45%)	0.530	0.467
否	84(87.50%)	115(90.55%)		
5月30日食堂就餐				
是	75(78.12%)	101(88.60%)	4.211	0.040
否	21(21.88%)	13(11.40%)		
5月31日食堂就餐				
是	72(75.00%)	90(88.24%)	5.824	0.016
否	24(25.00%)	12(11.76%)		

注：$P<0.05$ 认为差异有统计学意义。5月30日和31日食堂就餐统计时，剔除就餐前已发病人数。

问题 8 请根据该病例对照结果分析可能的危险因素。

（四）辖区医疗机构食源性疾病监测和感染性腹泻监测情况

同期，辖区医疗机构食源性疾病监测和感染性腹泻监测未发现学校周边和其他学校报告明显聚集性腹泻发病情况。

第四部分 调查结论

根据病例临床特征、现场流行病学调查和现有实验室检测结果分析，判定本次事件为一起聚集性 EPEC 感染性腹泻事件，感染来源可能为校内食堂从业人员患病或带菌污染食物引起。判定依据如下：

1. 病例临床表现相似，患者发病呈现明显时间聚集性。病例临床表现主要为腹泻、发热、腹痛等症状，38 例病例中，血常规示 26 例白细胞计数升高和 / 或淋巴细胞比例升高和 / 或 CRP 升高。病例发病时间集中在 5 月 28 日以后。

2. 实验室检测结果提示病原菌为 EPEC。40 份病例大便 / 肛拭子中检出 EPEC 核酸检测阳性 10 份，分离得到 4 株菌株。

3. 食堂等食品从业人员 EPEC 检测阳性率高，在食品中间环节和原材料中均发现 EPEC 污染：在学生一餐厅、二餐厅、风味餐厅、面包店等校内学生就餐场所共 115 份食品从业人员大便 / 肛拭子检出 EPEC 核酸检测阳性 37 份，检测阳性率 32.17%（37/115），分离得到 5 株菌株；16 份食物中间环节涂抹物检出 EPEC 核酸检测阳性 1 份；10 份食品原材料检出 EPEC 核酸检测阳性 2 份。98 名未发病学生 EPEC 检测阳性率仅为 5.10%（5/98），26 名教职员工未发现 EPEC 检测阳性。

4. 病例对照结果显示：5 月 30 日和 5 月 31 日（周末）在食堂就餐风险较大，说明食堂就餐感染风险大。

5. 班级和宿舍分布较为广泛分散，聚集性不明显。男、女生的发病率均为 1.97%；A、B、C、E、F、G 寝室楼的发病率分别为：2.47%、2.57%、1.16%、3.48%、3.02% 和 2.90%。

6. 排除桶装水传播可能。同学校教师与学生使用学校统一供应的同品牌同批次桶装水，同期教师发病仅 1 人。因桶装水引发疫情暴发传播的可能性可排除，但可能存在个别桶装水在使用过程中被污染的情况。

7. 排除市政供水和二次供水传播可能。按学校二次加压供水范围分布统计，学生寝室 1～2 层（G 楼为 1 层）、3 层及以上（G 楼为 2 层以上）的发病率分别为 3.20% 和 2.44%；末梢水、水箱水大肠菌群均符合相关标准。

8. 根据辖区医疗机构食源性疾病监测和感染性腹泻监测，学校周边和其他学校未见明显聚集性腹泻情况。

问题 9 关于病因推断是否还有可以进一步深入调查与研究的方面？

参考答案

问题 1 省、市疾控中心是否应高度关注该报告信息？为什么？

该校在短时间内出现大量腹泻、发热病例，原因不明，为学校聚集性疫情，应高度关注。

问题2 从以上内容中，您获得了哪些信息？

该校发生了以腹泻、发热为主的暴发疫情，主要发生在学生群体中，初步判断病例数要多于已报告的42例。目前病原未明，疫情有可能局限在该学校内，临床指标提示细菌性感染的可能性较大。

问题3 接下来需要快速收集哪些信息？如何收集这些信息？

1. 需要尽快确定病例定义，摸清可能感染的人数。

2. 进一步核实疫情 病例是否仅局限于该校？除了已报告病例，该校是否还有其他的病例尚未报告？

3. 收集信息方法

(1) 派员去该学校了解是否还有其他病例，近期缺勤、缺课人数并核实其原因。

(2) 派员去当地医疗机构了解近期发热、腹泻就诊情况。与校医、临床医生座谈，了解病例的主要临床表现和临床医师的初步印象，同时重点询问和查阅临床诊断、鉴别诊断依据以及实验室检测结果记录，尤其是某些特异性诊断指标。

(3) 尽可能多地访问现症病例，详细掌握一手临床资料。

4. 尽快完成病例和环境标本的采集与检测。

问题4 请根据以上三间分布信息分析本次疫情的特征。

流行曲线分析该疫情呈现明显时间聚集性。以学生发病为主，男女发病无差异，班级和宿舍分布较为广泛分散，聚集性不明显。

问题5 请提出本次疫情暴发的流行病学病因假设。

关于暴发疫情的流行病学病因假设：

1. 推断该疫情主要经消化道传播，通过水传播的可能性不大，主要考虑经食物传播。

2. 通过其他途径传播，如接触传播等。

问题6 关于本次疫情实验室检测结果请提出你的观点。

根据实验室检测结果，在食堂员工、学生以及环境标本中均检出肠致病性大肠埃希菌(EPEC)，推断本起疫情极大可能是EPEC污染造成的腹泻暴发疫情，重点关注食堂的卫生情况、不同餐厅就餐人员发病情况。

问题7 是否可以排除水源性传播？请给出分析。

基本可排除桶装水传播可能。病例对照调查分析结果中，虽然病例组饮用桶装水的比例高于对照组未发病学生，但寝室桶装水仅学生寝室一房间大肠菌群VRBA上有可疑菌落，且同品牌桶装水同期供应的其他单位经了解未发现腹泻病例异常增加。同学校教师与学生使用学校统一供应的同品牌同批次桶装水，同期教师发病仅1人。学生食堂从业人员普遍使用自备水杯喝开水。因桶装水引发疫情暴发传播的可能性可排除，但可能存在个别桶装水在使用过程中被污染的情况。

基本可排除市政供水和二次供水传播可能。按学校二次加压供水范围分布统计，学生寝室1～2层（G楼为1层）、3层及以上（G楼为2层以上）的发病率分别为3.20%和2.44%；末梢水、水箱水大肠菌群均符合相关标准。

问题8 请根据该病例对照结果分析可能的危险因素。

根据危险因素分析，饮用桶装水、喝饮料、发病前在奶茶店、风味一餐厅就餐及5月30日、5月31日在食堂就餐发病与未发病学生之间存在统计学差异。但喝饮料、奶茶店就餐均为对照组未发病学生高于病例组。病例组发病前喝桶装水、在风味一餐厅就餐及5月30日、5月31日在食堂就餐的比例高于对照组。

问题9 关于病因推断是否还有可以进一步深入调查与研究的方面？

1. 分离菌株同源性比较。
2. 可进一步细化就餐的品种及餐次，如面条、面包等，以发现可疑的食品。

（凌 锋）

第七章 一起误食有毒蘑菇引起的食物中毒事件

学习目的

1. 掌握食物中毒事件的分类和基本特点。
2. 掌握现场流行病学方法在食物中毒事件调查中的应用。
3. 熟悉常见化学性食物中毒的临床表现和流行病学特点。
4. 了解突发公共卫生事件的相关信息报告流程。

第一部分 背 景

2019年7月7日凌晨，A市B区人民医院收治了5名患者，主要临床表现为呕吐、腹泻、昏迷等。该院接诊医生在询问病例时发现，这些病例均为暂住在B区C街道X村的同乡居民，且均在7月5日晚餐时食用过采摘于野外的野生蘑菇，高度怀疑此为一起由食用有毒蘑菇引起的食物中毒事件，于是立刻向B区卫健局、区疾控中心、区药品监督管理局报告。

区疾控中心接到该医院报告后，立刻派出调查人员赶赴现场，对事件开展调查。

问题1 医院向区疾控中心的初次报告应该包括哪些内容?

问题2 如果你是疾控中心的调查人员，接到医院的电话报告后，应该做哪些工作?

问题3 该事件是否属于突发公共卫生事件？突发公共卫生事件中食物中毒事件的分级报告标准是什么?

问题4 本起事件的初步现场调查应该收集哪些信息和资料?

问题5 卫生行政部门应注意组织做好哪些工作?

第二部分 现场调查

一、基本情况调查

经初步调查，本次事件共涉及5人，于7月5日晚6时许，在家食用采摘于野外的野生蘑菇后，于7月6日凌晨至下午，陆续出现呕吐、腹泻等症状，其中朱某于7月6日凌晨4时许到区人民医院就诊；刘某、朱某某、刘某某三人因起始症状较轻曾到村卫生室治疗，无效后转至区人民医院就诊；邹某于7月6日凌晨2时出现呕吐、腹泻、昏迷等症状，到区人民医院治疗无效，随即送至A市妇儿医院救治，病例基本情况详见表7-1。

表7-1 毒蘑菇中毒事件病例基本情况一览表

姓名	性别	年龄/岁	职业	单位
朱某	女	50	退休	无
刘某	男	53	无业	无
朱某某	女	51	无业	无
刘某某	男	18	学生	无
邹某	女	3	儿童	无

经了解，朱某等5人为暂住于B区C街道X村的同乡居民，其中刘某、朱某某和刘某某为一家三口。朱某于7月5日下午在登山途中，发现路边有很多野生蘑菇，采摘了大概半斤野生蘑菇，回到暂住房后，一半自己煮熟独自食用，另一半的野生新鲜蘑菇送给邻居刘某一家。刘某将蘑菇煮熟后，晚餐时一家三口食用，食用时，邻居老乡小孩邹某过来串门，因此也食用两只蘑菇。

问题6 食物中毒事件的分类是什么？

问题7 食物中毒事件有哪些基本特点？

问题8 现场流行病学调查包括哪些步骤？

问题9 本次事件中，应该如何制订病例定义？

二、临床表现

首例患者：朱某，女，50岁，于7月5日晚6时许食用一碗野生蘑菇后，7月6日凌晨2时出现呕吐、腹泻等症状，并到区人民医院就诊，临床诊断为急性胃肠炎，给予补液等对症处理。病例血常规检验提示白细胞、中性粒细胞计数增高；粪便标本检验提示红细胞、白细胞计数升高，隐血阳性；尿常规检验提示红细胞计数增高，隐血阳性。7月7日上午，患者呕吐、腹泻等病情加重，并出现休克，肝、肾功能损害，转入ICU病房，进行血液透析治疗。血生化检查提示：谷丙转氨酶、肌酐升高。入院后的化验报告单详见表7-2、表7-3。7月10日，该病例转到A市第一医院治疗。

表7-2 朱某入院后的化验报告单（7月7日）

项目名称	结果		参考范围	单位	项目名称	结果		参考范围	单位
总蛋白	73.3		65.0～85.0	g/L	间接胆红素	11.7		0.0～19.0	μmol/L
白蛋白	44.3		40.0～55.0	g/L	碱性磷酸酶	195	↑	50～135	U/L
球蛋白	29		20.0～40.0	g/L	γ-谷氨酰转肽酶	26		7～45	U/L
白蛋白/球蛋白比值	1.53		1.20～2.40		α-L-岩藻糖苷酶	15.5		0.0～40.0	U/L
谷丙转氨酶	400	↑	7～40	U/L	腺苷脱氨酶	10.5		0.0～20.0	U/L
谷草转氨酶	471	↑	13～35	U/L	胆碱酯酶	8.72		5.0～12.0	KU/L
总胆红素	29.9	↑	0.0～23.0	μmol/L	总胆汁酸	2.7		0.0～15.0	μmol/L
直接胆红素	18.2	↑	0.0～4.0	μmol/L	尿素	11.67	↑	2.9～8.2	mmol/L

续表

项目名称	结果	参考范围	单位	项目名称	结果	参考范围	单位
肌酐	246.2 ↑	44.0～106.0	μmol/L	载脂蛋白E	39	29～53	mg/L
尿酸	377 ↑	155.0～357.0	μmol/L	脂蛋白a	5.34	0.00～30.00	mg/dl
葡萄糖	10.8 ↑	3.89～6.11	mmol/L	肌酸激酶	115	26～140	U/L
甘油三酯	1.4	0.00～1.70	mmol/L	α-羟丁酸脱氢酶	273 ↑	72～182	U/L
总胆固醇	3.91	3.00～5.70	mmol/L	乳酸脱氢酶	615 ↑	120～250	U/L
高密度脂蛋白胆固醇	1.15	>1.04	mmol/L	钾	3.63	3.50～5.30	mmol/L
低密度脂蛋白胆固醇	2.48 ↓	2.7～3.1	mmol/L	钠	144	137～147	mmol/L
载脂蛋白A1	1.24	1.00～1.60	g/L	氯	102	99～110	mmol/L
载脂蛋白B	0.63	0.60～1.10	g/L	总钙	2.58	2.20～2.65	mmol/L
载脂A：载脂B	1.97	0.91～2.67		磷	3.43 ↑	0.85～1.51	mmol/L

表7-3 朱某入院后的化验报告单（7月9日）

项目名称	结果	参考范围	单位	项目名称	结果	参考范围	单位
总蛋白	46.5 ↓	65.0～85.0	g/L	葡萄糖	4.2	3.89～6.11	mmol/L
白蛋白	30.1 ↓	40.0～55.0	g/L	甘油三酯	1.72 ↑	0.00～1.70	mmol/L
球蛋白	16.4 ↓	20.0～40.0	g/L	总胆固醇	1.7 ↓	3.00～5.70	mmol/L
白蛋白/球蛋白比值	1.84	1.20～2.40		高密度脂蛋白胆固醇	0.78 ↓	>1.04	mmol/L
谷丙转氨酶	4 868 ↑	7～40	U/L	低密度脂蛋白胆固醇	0.87 ↓	2.7～3.1	mmol/L
谷草转氨酶	6 043 ↑	13～35	U/L	载脂蛋白A1	0.73 ↓	1.00～1.60	g/L
总胆红素	82.1 ↑	0.0～23.0	μmol/L	载脂蛋白B	0.25 ↓	0.60～1.10	g/L
直接胆红素	26.2 ↑	0.0～4.0	μmol/L	载脂A：载脂B	2.92 ↑	0.91～2.67	
间接胆红素	55.9 ↑	0.0～19.0	μmol/L	载脂蛋白E	19 ↓	29～53	mg/L
碱性磷酸酶	137 ↑	50～135	U/L	脂蛋白a	8.05	0.00～30.00	mg/dl
γ-谷氨酰转肽酶	27	7～45	U/L	肌酸激酶	682 ↑	26～140	U/L
α-L-岩藻糖苷酶	39.7	0.0～40.0	U/L	α-羟丁酸脱氢酶	1 504 ↑	72～182	U/L
腺苷脱氨酶	14.3	0.0～20.0	U/L	乳酸脱氢酶	4 953 ↑	120～250	U/L
胆碱酯酶	5.21	5.0～12.0	KU/L	钾	3.54	3.50～5.30	mmol/L
总胆汁酸	44.9 ↑	0.0～15.0	μmol/L	钠	149 ↑	137～147	mmol/L
尿素	3.8	2.9～8.2	mmol/L	氯	110	99～110	mmol/L
肌酐	80.7	44.0～106.0	μmol/L	总钙	2.27	2.20～2.65	mmol/L
尿酸	244.4	155.0～357.0	μmol/L	磷	0.87	0.85～1.51	mmol/L

患者入院后完善相关检查，予告病危，气管插管机械通气，行连续性肾脏替代治疗及血浆置换治疗，输注冷冻血浆、红细胞悬液、人纤维蛋白原等改善凝血功能，辅以抗感染、护肝、抑酸护胃、维持内环境稳定等对症支持治疗，头颅CT提示蛛网膜下腔出血，神经外科会诊暂不手术，予保守治疗，患者多器官功能衰竭状态，病情极重，预后极差，家属商量后决定自动出院。患者不日后于家中病逝。

特殊病例：邹某，女，3 岁，于 7 月 5 日晚 6 时许，在邻居老乡家食用 2 只野生蘑菇后，于 7 月 6 日凌晨出现呕吐、腹泻、昏迷等症状，到区人民医院急诊入院，后转至 A 市妇儿医院重症监护病房救治。血生化检查提示：谷丙转氨酶、谷草转氨酶、胆红素大幅升高，详见表 7-4。7 月 11 日因多器官功能衰竭，经抢救无效死亡。

表 7-4 邹某入院后的化验报告单

项目名称	结果	参考范围	单位	项目名称	结果	参考范围	单位
总蛋白	45.5 ↓	65.0～85.0	g/L	葡萄糖	5.59	3.89～6.11	mmol/L
白蛋白	38.5 ↓	40.0～55.0	g/L	尿素氮	4	2.8～8.2	mmol/L
球蛋白	7 ↓	20.0～40.0	g/L	肌酐	68 ↓	70～106	μmol/L
白蛋白 / 球蛋白比值	5.5 ↑	1.20～2.40		尿酸	332	89～357	μmol/L
谷丙转氨酶	4 290 ↑	7～40	U/L	甘油三酯	0.76	<1.70	mmol/L
谷草转氨酶	6 078 ↑	13～35	U/L	总胆固醇	0.87	<5.20	mmol/L
碱性磷酸酶	202	50～356	U/L	低密度脂蛋白胆固醇	0.49	<3.12	mmol/L
γ- 谷氨酰转肽酶	12	7～45	U/L	高密度脂蛋白胆固醇	0.63 ↓	>1.04	mmol/L
总胆红素	66.1 ↑	5.1～19.0	μmol/L	胆碱酯酶	3 ↓	5.0～12.0	KU/L
直接胆红素	21.4 ↑	1.7～6.8	μmol/L	乳酸脱氢酶	3 483 ↑	109～245	U/L
间接胆红素	44.7 ↑	2.4～21.0	μmol/L	α- 羟丁酸脱氢酶	1 231 ↑	74～216	U/L
总胆汁酸	65.9 ↑	0.0～6.7	μmol/L	肌酸激酶	495 ↑	26～140	U/L
钾	4.8	3.5～5.3	mmol/L	肌酸激酶 MB 同工酶	53.7 ↑	<20.0	U/L
钠	138	137～147	mmol/L	腺苷脱氨酶	14.8	<25.0	U/L
氯	99	99～110	mmol/L	果糖胺	1.89	0.6～2.2	mmol/L
钙	2.59	2.23～2.80	mmol/L	AST/ALT	1.42		
镁	0.81	0.67～1.04	mmol/L	尿素氮 / 肌酐	58.8		
磷	1.05 ↓	1.45～2.10	mmol/L	血清前白蛋白	10.3	10.0～40.0	mg/dl
总二氧化碳	25	22～28	mmol/L	血清淀粉样蛋白 A	0.2	<10.0	mg/L
阴离子隙	14	8～16	mmol/L				

其他病例：其他 3 例病例也出现不同程度的呕吐、腹痛、腹泻等症状，均在区人民医院就诊，其中刘某某因只食用 2 只蘑菇，症状较轻，于 7 月 13 日治愈后出院。刘某、朱某某在 7 月 7 日症状有所好转，进入假愈期，7 月 8 日出现肝、肾功能损害等症状，经血浆置换等治疗后，生命体征平稳。

所有病例临床症状发生情况见表 7-5。

表 7-5 毒蘑菇中毒事件病例临床症状分布表

症状 / 体征	病例数 / 例（*n*）	比例 /%
腹泻	5	100.00
腹痛	4	80.00
呕吐	4	80.00
恶心	2	40.00
发热	1	20.00

问题10　毒蘑菇中毒按症状分类有哪些类型？该起事件属于哪种中毒类型？

问题11　该中毒类型在临床上表现为哪几个阶段？

问题12　这种类型的中毒应该如何治疗？

问题13　该类型毒蘑菇中毒需要和哪些疾病鉴别诊断？

三、流行病学特征

1. 三间分布

(1) 病例发病时间分布：自7月6日2时出现首例病例以来，至7月6日17时，共计5人发病。病例发病的最短潜伏期8h，最长潜伏期23h，平均潜伏期13.6h时。

(2) 病例空间分布：5例病例均为暂住于B区C街道X村的同乡居民，且为邻居关系。

(3) 病例性别、年龄分布：5例病例中，男性2例，女性3例。病例最小年龄3岁，最大年龄53岁，平均年龄35岁。

2. 饮食情况调查　7月5日早餐和午餐，5例病例除刘某一家外，其他人员之间均无共同就餐史；7月5日晚餐，所有病例均食用过从野外采摘的野生蘑菇，其中朱某进食量最大，症状较重。其他病例进食量较少，其中刘某某进食2只，邹某进食2只，另两人进食三五只。

3. 其他可能的危险因素分析

(1) 饮水情况：本次事件涉及病例用水均为自来水烧开后食用。

(2) 食品卫生学调查：病例住户家系群租房，居住条件和厨房的卫生状况较差。

(3) 其他因素：未发现可能导致肠道疾病的其他因素和途径。

问题14　为了明确诊断，本次事件中现场调查人员应采集哪些标本进一步明确诊断？

问题15　毒蘑菇的鉴定方法有哪些？

四、实验室检测情况

1. 病例生物标本采集及检验情况　收集到区人民医院3份血常规、4份粪便常规和4份尿常规样本。结果显示：3份血常规标本中，白细胞、中性粒细胞计数均增高；4份粪便标本中，1份检出红细胞和白细胞，4份粪便隐血弱阳性；4份病例尿样中，3份隐血阳性。

2. 病例血生化检验　5例病例中，4份谷丙转氨酶升高，2份肌酐升高，1份谷草转氨酶升高。

3. 有毒蘑菇的标本采集　经到患者家现场调查，搜集到新鲜蘑菇2个，剩余食品没有留存，未能采集到。7月11日，经由朱某家属陪同，区疾控中心在野外相同地点采摘部分野生蘑菇，照片上传至中国疾病预防控制中心，其中一种蘑菇经照片鉴定，可能为欧式鹅膏。

4. 病例生物标本的毒素检测　共采集2份病例的呕吐物和1份病例的全血，经上级疾控中心毒素检测，从新鲜蘑菇样本中检出α-鹅膏毒肽和β-鹅膏毒肽，血样α-鹅膏毒肽为0.16ng/mL，其他组分未检出。呕吐物样本毒素均未检出。

问题16　结合上述现场调查和实验室检测结果，提出相应的结论和依据。

问题17　疾控机构应及时对“突发公共卫生事件管理信息系统”中的报告信息进行结案报告，结案报告的主要内容包括哪些？

第三部分 调查结论

根据临床诊断、实验室检验结果和患者情况，初步判定该事件为一起误食有毒蘑菇而引起的食物中毒事件。根据临床表现和实验室检测情况，中毒类型疑似为急性肝肾损害型中毒。

蕈类又称蘑菇，是真菌植物的一类。我国目前已鉴定可食用蕈近936种，有毒蕈类约有435种，其中可致人死亡的至少有10种。有毒蕈类俗称毒蘑菇，是指食用后引起中毒的蕈类。毒蕈与可食用蕈不易区别，因此毒蕈中毒事件在全国各地均有发生。误食毒蕈而中毒被认为是一个对人类健康造成威胁的全球性问题，也是我国食源性疾病暴发事件中导致死亡的最主要因素。

毒蕈种类多，毒性成分复杂，不同类型毒蕈含有的毒素不同。中毒临床表现复杂多样，与摄入蘑菇类型及所含毒素密切相关。超过90%的毒蘑菇中毒首先出现恶心、呕吐、腹痛、腹泻等胃肠道表现，继而根据蘑菇种类不同可累及不同器官及系统，可分为以下临床类型：急性肝损害型、急性肾衰竭型、溶血型、横纹肌溶解型、胃肠炎型、神经精神型、光过敏性皮炎型。

我国毒蕈中毒全年各月均有发生，但有明显的季节性，高温多雨的夏秋季节（6—9月）是毒蕈中毒事件的高发期。毒蕈中毒全国各地均有发生，但以云南、广西、四川、贵州等省（自治区）发生的起数居多。常常是由于误采毒蘑菇食用而中毒，以农村家庭散发为主，没有明显年龄和性别差异。毒蕈中毒病死率高，中毒与否与食用量的多少、饮食习惯等多种因素有关。大多数毒蘑菇毒素毒性稳定且耐热，一般烹调方法根本无法破坏。如果不慎误食了有毒蘑菇，应及时求医就诊，采取催吐、洗胃、导泻等有效措施。

避免毒蘑菇中毒的最有效方法是不采摘食用野生蘑菇，不要轻易采摘和品尝不认识的蘑菇。毒蘑菇种类繁多，外表难以与食用菌鉴别，鉴定需要丰富的专业生物分类学知识，即使有采摘食用习惯的人员也很难识别。因此，加强宣传教育对预防毒蘑菇中毒尤为重要。普及毒蘑菇典型图谱，让民众识别毒蘑菇常见特点。后续将加强宣传教育，提高民众对预防食源性疾病知识的知晓程度，在登山、游玩时遇到野生蘑菇不采、不买、不食，以预防类似事件的发生。

参考答案

问题1 医院向区疾控中心的初次报告应该包括哪些内容？

初次报告应包括以下内容：

1. 事件简要经过。

2. 发生食品安全事件的单位、地点、时间，可能导致事件食品的名称、来源和流向。

3. 事件发生单位概况。

4. 事件导致人身伤害和死亡人数（包括住院观察人数、危重患者数）、危害范围和初步估计的直接经济损失。

5. 已经采取的措施（包括人员救治、有关食品控制、现场卫生学和流行病学调查等）。

6. 事件所导致病例的主要临床症状。

7. 需要解决的问题和要求。

8. 与事件相关的其他情况。

问题2　如果你是疾控中心的调查人员，接到医院的电话报告后，应该做哪些工作?

1. 事件核实，核实事件规模、地址、联系方式、严重程度等。

2. 告知当地联系人保护好现场，留存患者样本(包括血样、尿样、粪便样和呕吐物样等)及可疑中毒食物，以备取样送检。

3. 向上级部门和上级领导报告该事件。

4. 初步判定事件性质，并根据判定确定需要携带的装备，如流行病学调查表、防护装备、采样工具、标本携带工具等。

问题3　该事件是否属于突发公共卫生事件?突发公共卫生事件中食物中毒事件的分级报告标准是什么?

根据《突发公共卫生事件分级标准》，目前医院只报告了5例病例，还未达到报告标准。但由于该起食物中毒事件呈聚集性，共同暴露人员在晚餐后共同发病，并且具有相同临床表现和症状，但引起该起事件的原因有待进一步核实，未掌握是否还有其他人员发病在其他医院就诊而未报告等情况下，应立即前往医院和现场开展调查。

根据《国家突发公共卫生事件相关信息报告管理工作规范(试行)》要求，食物中毒包括：①一次食物中毒人数30人及以上或死亡1人及以上；②学校、幼儿园、建筑工地等集体单位发生食物中毒，一次中毒人数5人及以上或死亡1人及以上；③地区性或全国性重要活动期间发生食物中毒，一次中毒人数5人及以上或死亡1人及以上。

食品安全事故分级：食品安全事故由重到轻划分为特别重大(Ⅰ级)、重大(Ⅱ级)、较大(Ⅲ级)和一般(Ⅳ级)4个等级。

符合下述条件之一者可确认为特别重大食品安全事故(Ⅰ级)：①事故危害特别严重，对两个以上省份造成严重威胁，并有进一步扩散趋势的；②超出事发地省级政府处置能力的；③发生跨境、跨国食品安全事故，造成特别严重社会影响的；④国务院认为应由国务院或国务院授权的有关部门处置的。

符合下述条件之一者可确认为重大食品安全事故(Ⅱ级)：①事故危害严重，影响范围涉及省内2个以上市级行政区域的；②造成伤害人数100人及以上，并出现死亡病例的；③造成10例以上死亡病例的；④需要由省政府或其授权有关部门负责处置的其他食品安全事故。

符合下述条件之一者可确认为较大食品安全事故(Ⅲ级)：①事故影响范围涉及市内2个以上县级行政区域，给公众饮食安全带来严重危害的；②造成伤害人数100人及以上，或出现死亡病例的；③地区性或全国性重要活动期间发生食品安全事故，一次中毒人数5人以上，未出现死亡病例；④市级政府认定的其他较大食品安全事故。

符合下述条件之一者可确认为一般食品安全事故(Ⅳ级)：①事故影响范围涉及县级行政区域内，给公众饮食安全带来严重危害的。②一次造成伤害人数30~99人，未出现死亡病例；学校、幼儿园、建筑工地等集体单位发生食物中毒，一次造成伤害人数5~99人，未出现死亡病例。③县级政府认定的其他一般食品安全事故。

问题4 本起事件的初步现场调查应该收集哪些信息和资料？

1. 个案调查 首先应对病例进行详细的流行病学个案调查，包括病例的个人信息（姓名、性别、年龄、身份证号、联系电话、职业、家庭住址等基本信息），病例诊疗过程（发病时间、就诊时间等），临床表现及治疗情况（症状、体征、治疗方法及效果等），实验室检测和临床检查结果，流行病学史（可疑饮食史、不良卫生环境、卫生习惯等）。如果想开展对照分析，可以同时对患者家庭成员、邻居等近期密切接触人员进行调查，作为对照。

2. 现场卫生学调查 仔细查看病例生活环境实际情况，如近期饮食饮水卫生情况等。

3. 样本采集 可采集患者的血液、呕吐物等生物学样本，可疑食物样本进行检测。

4. 向患者就诊的医疗机构了解患者具体情况以及类似病例情况。

问题5 卫生行政部门应注意组织做好哪些工作？

1. 负责组织接诊病例的医疗机构制订最佳救治方案，积极对健康受到危害的人员进行医疗救治，尽可能降低事件的健康损害。

2. 负责组织疾病预防控制机构对事件现场进行卫生处理，对食品安全事件开展流行病学调查，及时提交事件流行病学调查报告。在规定时限内进行突发公共卫生事件的网络直报。

3. 协助对食品安全突发事件中食物中毒原因进行调查和相关技术鉴定等工作。

4. 及时将发现的食品安全突发事件通报给同级的市场监管部门。

问题6 食物中毒事件的分类是什么？

食物中毒的主要类型如下：

1. 细菌性食物中毒 属于临床常见食物中毒类型，由于食材保存不当、烹调不当、生熟没有分开或食用隔夜的剩饭、剩菜等导致。通常在夏秋季发病，因为在高温、高湿环境下食物容易滋生细菌，主要以腹痛、腹泻、恶心、呕吐等消化道症状为主。虽然发病率较高，但预后比较好，经过治疗在2～3d均能明显缓解。

2. 真菌性食物中毒 主要见于腐败、变质的食物中，且真菌通过普通的烹调方法不易清除。

3. 化学性食物中毒 主要是误食被农药污染的食物而导致的农药中毒，或者饮用假酒导致甲醇中毒，或误饮、误食工业性用盐导致亚硝酸盐中毒等。

4. 动物性食物中毒 主要见于动物性食品引发中毒，常见食用河豚后导致河鲀毒素中毒。

5. 植物性食物中毒 常见毒蘑菇中毒、曼陀罗中毒，还有木薯中毒等。

此外，还包括原因不明性食物中毒，加上述五类均属于食物中毒。

问题7 食物中毒事件有哪些基本特点？

1. 中毒患者在相近的时间内均食用过某种共同的中毒食品（同一时间、同一食物、同一疾病），未食用者不发病。

2. 潜伏期短，发病急骤，短时间内可能有多人同时发病。

3. 所有中毒患者的临床表现基本相似，病程短。

4. 人与人之间无传染性。

5. 有一定的季节性，如微生物性食物中毒在夏秋季节高发。

问题8　现场流行病学调查包括哪些步骤?

现场流行病学调查步骤一般包括准备工作、核实诊断、确定事件的发生、建立病例定义、病例搜索、描述性流行病学分析、建立并验证假设、采取控制措施、完善现场调查和书面报告等内容。

1. 准备工作　包括在事件发生之前和事件发生时所进行的工作。在事件发生之前，应准备各类事件的应急调查预案；在事件发生时，应成立现场调查组赴现场调查。现场调查组应由相应的专业人员组成，一般应该包括流行病学、实验室和临床医学等专业人员，必要时还应增加其他卫生专业和管理人员。现场调查组应有负责人，组织协调整个调查组在现场的调查工作，调查组成员应明确各自的职责。

现场调查组在奔赴现场前应准备必需的资料和物品，一般可以包括：相关调查表（有时需要在现场根据初步调查结果现场设计调查表用于调查）和调查器材、现场预防控制器材、采样设备和相应的采样试剂、现场联系资料（联系人及联系电话）、电脑、照相机和个人防护用品等，适合的交通工具对于现场调查也必不可少。

2. 核实诊断　调查组到现场后，通常先到收治患者的医疗机构了解情况，收集患者的基本情况，如年龄、性别、地址、职业以及发病日期，对流行作出简单描述。同时，收集患者的症状、体征和实验室资料。在调查时，如果疾病是经水或食物传播的，则要询问接触的频率、时间及性质。如果疾病自然史未知或不能作出适当的定义，则应询问有关疾病传播以及危险因子等问题。根据病例的临床表现、实验室检查，与流行病学资料相互结合进行综合分析作出判断。

核实诊断可以通过检查病例、查阅病史及核实实验室检验结果进行。核实诊断应包括相应信息的收集，尤其是疾病的特征，从而为明确流行自然史提供线索。若为不明原因疾病流行，可以对有关病例的资料进行整理，以便从中发现线索。

3. 确定事件的发生　要确定某事件是否已构成突发公共卫生事件，可根据国家卫生健康委员会或当地卫生行政部门的相关规定来进行；也可与已有的疾病监测系统进行比较来确定，当病例数显著超过历史水平时，可作出初步判断。但应分析引起病例数量增多的可能原因：如报告制度是否改变、监测系统是否调整、诊断方法和标准是否改变等。对接诊病例的临床医生进行访谈调查是非常必要的，在调查中不仅应询问诊断结果，更应询问病例的症状和体征，这能为获得疾病发生的线索，确定流行的存在提供有力的证据。

4. 建立病例定义　现场调查中的病例定义应包括两方面的信息：即描述性流行病学的信息和患者临床表现的信息，前者包括病例的三间分布（时间、人群、地区分布）的信息，后者包括患者的症状、体征、实验室检查（特异性检查和/或非特异性检查）。定义病例时最好运用简单、容易应用和客观的方法。例如，发热、肺炎的X线诊断、血常规白细胞计数，血便或皮疹等。在定义病例时，有或没有实验室检查结果均可接受。

现场调查早期建议使用较敏感的病例定义，以便发现尽可能多的病例；调查中期建议使用较特异的病例定义，以便进行病因的研究；调查后期或调查结束后，应建立监测用的病例定义，以便进行进一步监测，评估突发事件控制措施的效果。在很多情况下，建立一种不确定的、分层次的病例定义是很有好处的，如：确诊病例 - 可能病例（临床诊断病例）- 疑似病例。在无实验室检测方法或实验室检测方法很难、很贵或有一些病例已被实验室确诊的情况下，这种分层次的病例定义非常有用。这种分层次的病例定义有以下好处：①对不明原因疾病来说，可以避免武断的病例定义；②分析数据时可使用既敏感又特异的病例定义；③给不明原因疾病确定更加精确的临床表现；④可用于评价轻型病例和重型病例的危险因素。

以下以某学校麻疹暴发为例，说明这种分层次的病例定义。①确诊病例：2000 年 5 月 1—30 日住在某学校的发热并有皮疹，并且血清麻疹 IgM 抗体阳性的学龄儿童；②可能病例：2000 年 5 月 1—30 日住在某学校的发热并有皮疹的学龄儿童；③疑似病例：2000 年 5 月 1—30 日住某学校的发热的学龄儿童。

下面几点可以帮助你在疾病定义时决定疾病诊断的敏感度和特异度：①临床症状明显和不明显的比例是多少；②是否有些很重要且很明显的或临床上能提示某病的症状或体征存在；③哪种微生物学或化学分离、鉴定和血清学方法最简单、实用并可靠；④是否接触过患者或高危人群；初次调查后到以后的随访、检查或血清学检查是否能再次找到患者；⑤如果某病需长时间的随访，除目前调查组人员外，其他人员诊断病例是否简便易行；⑥在初次调查中是否所有的患者必须作出明确诊断，或者只针对住院或就诊的患者进行调查。无论你使用哪种标准，对所有被调查对象必须运用同一种病例诊断标准并保证没有偏倚。

5. 病例搜索　发现病例可以通过系统的方法搜索，如加强已有的被动监测系统或者建立主动监测系统，提高发现病例的能力。

根据疾病本身特点和发生地区情况，查找病例的方法也应该相应地有所变化。大多数暴发或流行均有一些可辨认的高危人群，所以这些疾病的发现就相对容易。对于那些没有被报告的病例，可以利用多种信息渠道，如通过与特定医师、医院、实验室、学校、工厂直接接触或者应用一些宣传媒体发现。有时为发现病例还需要做一些细致的工作，例如医师询问调查、电话调查、入户调查、病原体分离和培养、血清学调查等。

在开展主动监测搜索病例时，通常可以先用搜索一览表对有关病例进行登记，再根据病例定义进行分类。搜索一览表的项目包括姓名、性别、年龄、住址、电话、病例定义中所需的项目、备注等。

6. 描述性流行病学分析　流行病学工作者面临的最基本和最重要的任务之一是描述资料，这项工作又称为描述性流行病学，其目的是阐明哪些疾病正在流行，在何时、何地、何种人群中流行。后三方面就是流行病学中通常所说的时间、地点和人群分布（三间分布）。从这三方面对现场调查资料进行描述，可以达到以下目的：首先，它为探索卫生事件提供了系统的方法，并确保阐明卫生事件及其基本因素；其次，这一方法用通俗易懂的基本术语提供了有关卫生事件的详细特征；最后，它可以明确卫生事件所危害的人群，并提出有关病因、传播方式及对卫生事件其他方面可供检验的假设。

（1）时间分布：在对流行病学资料进行分析时，必须始终考虑到时间要素。暴发或流行的估计要求将特定时间的病例数与同期的预期病例数比较。因此考虑时间时，需要明确提出有关的时段或时期，弄清暴露和卫生事件之间的时间关系，做好时间资料的来源及资料的处理。

在进行时间分布的分析时，通常先要列出时间分布的表格，算出各时间单位（小时、天）的发病数，再画出流行曲线。流行曲线可用于描述暴发可能的传播途径、流行的大致时间，比简单的病例线图要清楚得多。通常从一个简单的疾病发病时间图表中可得到大量的信息。如果疾病的潜伏期是已知的，就能相对准确地区别点源暴露、人传人或是两者混合传播。另外，如果流行在继续，还可以预测可能发生多少病例。

（2）地点分布：描述性流行病学的第二个要素是地区，地区特性可提示卫生事件的地区范围，并有助于建立有关暴露地点的假设。

在暴发或流行现场调查中，地区资料包括居住地（例如通过人口调查追踪）、工作地点、学校、娱乐场所、旅行地点或其他有关资料。同时还需要收集一些更深入描述在这些地区活动的特殊资料，例如在建筑物内部或办公室活动的详细情况，并需了解有关人员在这些地方停留的时间。

有时疾病发生在社区中一个独特的地方，如果能观察到这点，对病原体和暴露特性则可获得大量的线索和证据。供水系统、牛奶供应、垃圾处理排出口、风向、建筑物间的气流以及传播媒介的生态习惯，在传播微生物或病原体和确定疾病的危险人群中扮演着重要角色。如果将病例按地理特征描绘成图，则可能说明其潜在暴露因素的来源和途径；另外，它可以帮助鉴定传播媒介或途径。

（3）人群分布：按人群特征进行流行病学分析的目的，在于全面描述病例特征，并发现病例与普通人群的不同。这将有助于提出与危险因素有关的宿主特征，其他潜在危险因素以及传染源、传播方式和传播速度的假设。

分析患者的特征，如年龄、性别、种族、职业或其他任何有用的描述病例特有的特征。如果发现一个特别的特征，通常会对查找危险人群提供一个线索，甚至找出一个特异的暴露因素。有些疾病首先侵犯一定的年龄组或种族；有时患某种疾病的人与职业明显相关。想收集所有与人群有关的潜在危险因素和暴露因素是不可能的。不过，对疾病宿主、传播途径、高危人群认识越多，你将获得更特异和准确的信息，以决定如何防治疾病。

7. 建立并验证假设　假设是利用上述步骤所获得的信息来说明或推测暴发或流行的来源，假设必须建立在研究设计之前，通常会考虑多种假设。

一个假设中可以包括以下几项因素：①危险因素来源；②传播的方式和载体；③引起疾病的特殊暴露因素；④高危人群。

假设应该具备如下特征：①合理性；②被调查中的事实所支持（包括流行病学、实验室和临床特点）；③能够解释大多数的病例。

建立假设的过程中应注意：①注意现场的观察；②始终保持开放的思维；③请教相关领域和专业的专家。

值得指出的是，通过调查分析建立假设的难度是很大的，必须仔细审核资料，综合分析临床、实验室及流行病学特征，假设可能致病的暴露因子。换句话说，必须从患者的既往暴露史找出可能致病的因子。如果患者和非患者既往暴露史无明显差异，则要建立另一种新的假设。这就要求具有想象力、耐力，有时还要反复调查多次后才能得到比较准确的结论。

8. 采取控制措施　应根据疾病的传染源和传播途径以及疾病的特征确定控制和预防

措施。预防控制的主要措施包括消除传染源、减少与暴露因素的接触、防止进一步暴露和保护易感/高危人群，最终达到控制、终止暴发或流行的目的。

需要强调的一点是，现场调查过程中调查和控制处理应同时进行，即在现场调查开始不仅要收集和分析资料，寻求科学的调查结果，而且应当采取必要的公共卫生控制措施，尤其在现场调查初期可以根据经验或常规知识先提出简单的控制和预防措施。这么做主要有两点原因：①如果只顾调查寻找致病原因而不采取控制措施，会引起社会公众的误解甚至引起法律诉讼；②现场调查中采取措施并观察其效果，也是认识疾病传染源、传播机制的重要内容。

9. 完善现场调查　为了完整、准确地评价流行或暴发的流行特征，需要找出更多的病例，更好地确定流行强度或评价一个新的检验方法检出病例的技术，因此可能需要一个更详细的研究。

使现场调查更完善，最重要的是提高病例鉴别的敏感性和特异性，以及得到更准确及真实的受累及人数，即提高有关分子和分母的质量。例如血清学调查和较完整的临床资料结合在一起，通常能提高病例数的准确度以及较准确的高危人群。另外，对确诊病例的再次面谈可能获得有关接触暴露因子的程度或剂量反应等粗略的量化数据，这是认识某种疾病病原学有用的信息。

10. 书面报告　通常调查组的最后一项任务是撰写一份书面报告，记录调查情况、结果及建议。现场调查工作的书面总结一般包括初步报告、进程报告和总结报告。

初步报告是第一次现场调查后的报告，它应包括进行调查所用的方法，初步流行病学调查和实验室结果、初步的病因假设以及下一步工作建议等。

随着调查的深入和疫情的进展，还需要及时向上级汇报疫情发展的趋势、疫情调查处理的进展、调查处理中存在的问题等，这需要及时书写进程报告。在调查结束后一定时间内，及时写出本次调查的总结报告。内容包括暴发或流行的总体情况描述，引起暴发或流行的主要原因，采取的控制措施及效果评价、应吸取的经验教训和对今后工作的建议。

问题9　本次事件中，应该如何制订病例定义？

病例定义可分为疑似病例、可能病例和确诊病例。疑似病例定义通常指有多数病例具有的非特异性症状和体征；可能病例定义通常指有特异性的症状和体征，或疑似病例的临床辅助检查结果阳性，或疑似病例采用特异性药物治疗有效；确诊病例定义通常指符合疑似病例或可能病例定义，并且具有致病因子实验室检验阳性结果。

在调查初期，可采用灵敏度高的疑似病例定义开展病例搜索，并将搜索到的所有病例（包括疑似、可能、确诊病例）进行描述性流行病学分析。在进行分析性流行病学研究时，应采用特异性较高的可能病例和确诊病例定义，以分析发病与可疑暴露因素的关联性。

该事件的病例定义如下：

疑似病例：7月5日晚6时在C街道X村食用采摘于野外的野生蘑菇并出现腹泻或呕吐症状的人员。

可能病例：符合疑似病例条件并出现肝功能损害，血生化检查提示转氨酶和肌酐等指标升高的人员。

确诊病例：符合疑似或可能病例条件，并在临床样本中检出毒蘑菇毒素的人员。

问题10　毒蘑菇中毒按症状分类有哪些类型？该起事件属于哪种中毒类型？

我国的毒蘑菇中毒按症状分为急性肝损害型、急性肾衰竭型、胃肠炎型、神经精神型、溶血型、横纹肌溶解型以及光过敏性皮炎型等7种类型。

该起事件属于急性肝损害型。急性肝损害型是造成死亡的主要类型，发病凶险复杂，对肝脏损害最大，中毒48～72h后血液生化指标检测肝功能谷草转氨酶、谷丙转氨酶上升，不积极治疗则死亡率极高。

问题11　该中毒类型在临床上表现为哪几个阶段？

此类中毒症状表现为5个阶段：

1. 潜伏期　一般6～12h。

2. 胃肠炎期　6～48h，首发症状为恶心、呕吐、腹痛、腹泻等肠胃症状。

3. 假愈期　48～72h，胃肠炎症状消失，近似康复。

4. 脏器损害期　72～96h，假愈期过后，患者重新出现腹痛、带血样腹泻等症状，病情迅速恶化，出现肝功能异常和黄疸，最后导致肝、肾、心脏、脑、肺等多器官功能衰竭，5～8d后患者死亡。部分患者在胃肠炎期后出现精神症状，但看不到肝损害明显症状，此类属于中毒性脑病。

5. 恢复期　轻度中毒患者经过积极治疗，在2～3周后进入恢复期，中毒症状逐渐消失而痊愈。

问题12　这种类型的中毒应该如何治疗？

1. 阻止毒物吸收　第一时间对毒蘑菇中毒患者采取胃肠道净化治疗，阻止毒物吸收。

尽早、彻底洗胃是减少毒物吸收的关键措施。对于暴露后6h内的毒蘑菇中毒患者应常规洗胃，而暴露时间超过6h可酌情考虑洗胃。活性炭可吸附胃肠道内的鹅膏毒肽。推荐入院第一个24h内以20～50g活性炭灌胃治疗，可根据病情重复应用。

导泻：对于腹泻不明显的患者，可予硫酸镁、甘露醇等药物导泻，促进毒素排出。

2. 使用解毒药物　鹅膏毒肽相关的毒蘑菇中毒，应尽早选择应用青霉素G、水飞蓟宾、N-乙酰半胱氨酸（N-acetylcysteine，NAC）、灵芝煎剂（glossy ganoderma decoction，GGD）、巯基化合物等解毒药物。

3. 及早进行以护肝为主的治疗，如早期排毒、药物解毒、血液透析、血浆置换、肝移植等。

4. 对症治疗和支持治疗　在胃肠炎期，应积极输液，纠正脱水、酸中毒及电解质紊乱。在脏器损害期，应加强脏器功能支持治疗，积极补液，维持循环稳定，呼吸支持、护胃、保肝、护肾，防治脑水肿及弥散性血管内凝血（disseminated intravascular coagulation，DIC），预防感染，营养支持，维持水电解质和酸碱平衡。避免肝、肾毒性药物的使用。

问题13　该类型毒蘑菇中毒需要和哪些疾病鉴别诊断？

毒蘑菇中毒引起的胃肠道症状需与急性胃肠炎、细菌性痢疾、霍乱等鉴别。意识障碍需与脑血管疾病、低血糖、糖尿病高渗性昏迷、肝性脑病、肺性脑病、一氧化碳中毒、酒精中毒等鉴别。以肝损害为突出表现的毒蘑菇中毒应与引起急性肝功能障碍的其他常见病因如病毒性肝炎、药物性肝炎、热射病等鉴别。

问题14　为了明确诊断，本次事件中现场调查人员应采集哪些标本进一步明确诊断？

1. 留取患者呕吐物、血液、尿液尽早进行毒物检测。目前，对蘑菇毒素的检测技术主要有化学显色检测法、薄层层析法、放射免疫法、酶联免疫法、高效液相色谱法及液相色谱-质谱法等。其中应用高效液相色谱法及液相色谱-质谱法检测鹅膏毒素的方法较为成熟。毒物检测为毒蘑菇中毒的诊断及预后评估提供重要信息。需要注意的是，鹅膏毒素在血液里存留时间一般不超过24～48h，而尿液持续阳性的时间可达96h。

2. 采集病例食用过的蘑菇样品进行毒物检测。

3. 采集可疑毒蘑菇进行形态学分类鉴定。通过对蘑菇子实体宏观和微观特征点的观察、测量、比对来进行鉴定。中毒现场可通过对蘑菇照片的识别作出初步判断。

问题15　毒蘑菇的鉴定方法有哪些？

1. 形态学物种鉴定　蘑菇分类学家通过对毒蘑菇样本各宏观部位的大小、形态、颜色和附属物生态特征，以及孢子、囊状体与皮层细胞等显微特征等进行鉴别鉴定。

2. 分子生物学物种鉴定　随着现代分子生物学技术的发展，各种DNA分子标记技术已经被应用于真菌分类学。DNA分子标记中的核糖体大亚基、内转录间隔区已被广泛应用于毒蘑菇的种类鉴定。

3. 毒素检测　近年来，对毒蘑菇毒素的检测方法随着分析化学、生物和医学等相关领域科学技术的发展而取得了飞速发展。目前对引起肝毒性的鹅膏毒肽和鬼笔毒肽，引起神经精神毒性的鹅膏蕈氨酸、蕈毒碱等毒素以及引起溶血性的鹿花菌素均可以检测。如用于鹅膏肽类毒素的检测方法有显色反应、酶联免疫吸附法、荧光检测技术、高效液相色谱、液相色谱-质谱联用法等技术。

问题16　结合上述现场调查和实验室检测结果，提出相应的结论和依据。

这是一起误食有毒蘑菇而引起的食物中毒事件。依据如下：

1. 中毒患者在相近的时间内均有进食同一种野生蘑菇，只有食用者发病，未食用者不发病，且症状的严重程度和食用量呈剂量反应关系。

2. 本起事件发病高度集中，人和人之间没有传染性。

3. 结合病例的临床表现、实验室检测结果，符合毒蘑菇中毒的特征。

4. 毒蘑菇的照片经中国疾控中心专家鉴定可能为欧式鹅膏，且病例的血样中也监测出α-鹅膏毒肽，进一步证实了是食用毒蘑菇引起的食物中毒。

问题17　疾控机构应及时对"突发公共卫生事件管理信息系统"中的报告信息进行结案报告，结案报告的主要内容包括哪些？

1. 标题。

2. 接报过程与调查目的。

3. 本次调查的摘要。

4. 调查方法（病例定义、搜索病例、访谈、问卷调查、采样检测、数据分析统计等的方法）。

5. 调查结果

(1) 疫情概况(罹患率、波及人口、病死率等)。

(2) 临床症状(表格、首例病例、典型病例、特殊病例等)。

(3) 三间分布(时间绘制流行曲线、空间分布、人群分布)。

(4) 现场卫生学调查。

(5) 提出假设和验证假设(病例对照、队列研究、动物实验等)。

(6) 实验室检测结果。

6. 调查结论(总结支持结论的临床症状结果、流行病学结果、实验室结果,说明主要支持结论的依据)。

7. 已采取的控制措施。

8. 进一步的工作建议。

9. 本次调查的经验教训、经济效益总结评估。

10. 报告撰写单位落款、撰写日期。

(张 琰 蒋丹捷)

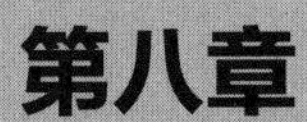

一起B群流行性脑脊髓膜炎疫情的调查和控制

学习目的

1. 掌握流行性脑脊髓膜炎疫情的调查步骤。
2. 熟悉病例定义及搜索方法。

第一部分　背　　景

2022年2月11日17时，N市疾病预防控制中心接到B区疾病预防控制中心电话报告，B区人民医院报告（2月4日采样）1例全血脑膜炎奈瑟菌培养阳性（复方新诺明耐药，头孢曲松、美罗培南、环丙沙星均敏感）。接到报告后，市级疾控中心要求B区立即上送阳性菌株标本。2022年2月12日，N市疾病预防控制中心复检显示脑膜炎奈瑟菌B群，确认为流行性脑脊髓膜炎（简称流脑）实验室确诊病例。

问题1　接到区级疾控中心报告后，市级疾控中心应首先开展哪些工作？

第二部分　调 查 核 实

接到报告后，市、区两级疾控中心开展疫情核实、流行病学调查，协调各相关单位同步落实疫情防控措施。

问题2　如果去现场调查，你认为需要准备什么？

问题3　请列出去现场调查的清单，并说明要收集哪些信息。

一、病例所在社区基本情况

芦江村，位于N市B区柴桥街道。有262户，638人。周边有芦北社区、岭下村、老曹村、久勤村、后郑村、后所村、芦南社区、前郑村、沙溪村、上龙泉村、上史村、上周村等村庄。患儿居住环境为C街道芦江村单独一幢两层楼，一楼有3户人家[患儿家2大1小，第二户1人，第三户2人（第三户进出不是同一个门，仅上厕所会经过患儿家同一个院子）]，二楼居住2户人家[仅经过同个院子]。搜索社区3户，除患儿家未发现有其他患者。

二、病例概况

病例，女，2022年1月9日出生。2022年2月4日，患儿因“发热半天”入B区人民医院，当日体温 39℃。入院检查无呕吐、抽搐、咳嗽、腹泻，皮肤、黏膜无瘀点或瘀斑。血常规：白细胞计数 $9.7 \times 10^9/L$，中性粒细胞百分比 64.9%。血培养、脑脊液培养、尿培养结果未归。予头孢他啶注射液 0.19g 及美罗培南注射液 0.155g 联合抗感染、补液、物理降温等对症治疗，患儿家属要求上级医院进一步治疗，予出院。出院情况：患儿体温反复，最高体温 38.8℃，无抽搐，无惊跳，皮肤、黏膜无瘀点或瘀斑。

2 月 4 日下午入住 N 市妇女儿童医院 ICU，全血培养及脑脊液培养均阴性，以化脓性脑膜炎诊断入院。2 月 4 日查前降钙素：4.154ng/mL。2 月 5 日血常规：白细胞计数 $19.5 \times 10^9/L$，中性粒细胞百分比 42%。2 月 7 日脑脊液常规：白细胞计数 344 个 /μL；脑脊液生化：氯 122mmol/L，微量蛋白 274.5mg/dL；血常规：白细胞计数 $21 \times 10^9/L$，中性粒细胞百分比 43%。2 月 14 日脑脊液常规：白细胞计数 16 个 /μL；脑脊液生化：氯 124mmol/L，微量蛋白 115.5mg/dL。目前患儿已经退热，病情较之前稳定。

三、近 5 年 N 市流脑疫情回顾

2017—2021 年 N 市共报告流脑病例 4 例，其中 2017 年 1 例，2018 年 2 例，2019 年和 2020 年 0 例，2021 年 1 例。

1. 地区分布　H 区 2 例，Y 区、N 县各 1 例。
2. 时间分布　2 月、4 月、5 月、6 月各 1 例。
3. 人群分布　男 3 例，女 1 例，男女性别比为 3∶1。6 月龄儿童 1 例，8 月龄儿童 1 例，2 岁儿童 1 例，46 岁成人 1 例。当地人 2 例，外地人 2 例。
4. 职业分布　散居儿童 3 例，农民 1 例。
5. 免疫史　散居儿童中 1 例无流脑疫苗接种史，1 例有 2 剂次 A+C 流脑结合疫苗接种史，1 例有 2 剂次 A 群流脑疫苗接种史，农民无流脑疫苗接种史。
6. 菌株分离情况　除 1 例流脑未分离到脑膜炎奈瑟菌外，其余 3 例均分离到了 B 群脑膜炎奈瑟菌。

四、N 市健康人群流脑带菌监测情况

2019 年，按照 8 个年龄组（1～3 岁、4～6 岁、7～13 岁、14～19 岁、20～24 岁、25～34 岁、35～44 岁、45～岁）对 Y 区健康人群带菌情况进行调查，每个年龄组约 30 人，共 253 人，监测结果为带菌阳性 4 人，均为 B 群带菌，占调查总数的 1.58%。2021 年按照 7 个年龄组（<1 岁、1～2 岁、3～9 岁、10～14 岁、15～24 岁、25～54 岁、55～岁）对 H 区健康人群带菌情况进行调查，每个年龄组 30～50 人，共 320 人，监测结果为带菌阳性 3 人，占调查总数的 0.94%，其中 2 人为 B 群带菌，1 人为 Y 群带菌，阳性者年龄分别为 11 月龄、5 岁、68 岁。

第三部分　现场调查和控制

为了做好疫情的防控工作，开展了医疗机构和社区的病例主动搜索、密切接触者的调查、病例所在社区的适龄儿童流脑疫苗接种率调查以及人群流脑健康宣教。

问题4　请制订病例定义。

问题5　要从哪几方面搜索病例？

问题6　如何定义密切接触者？

问题7　此时的工作重点是什么？请制订下一步现场工作方案。

一、病例搜索

（一）病例定义

1. 疑似病例　流脑流行季节，出现发热、头痛、呕吐、脑膜刺激征等症状者，实验室检查末梢血象白细胞总数、中性粒细胞计数明显增加；或脑脊液外观呈浑浊米汤样或脓样，白细胞数明显增高，并以多核细胞增高为主，糖及氯化物明显减少，蛋白含量升高；颅内压力增高。以上病例作为流脑疑似病例报告。

2. 临床诊断病例　疑似病例皮肤、黏膜出现瘀点或瘀斑者为临床诊断病例。

3. 确诊病例　疑似或临床诊断基础上，具有下述任一项者作为确诊病例：

（1）病原学：瘀点（斑）组织液、脑脊液涂片，可见革兰氏阴性肾形双球菌；或脑脊液或血液培养脑膜炎奈瑟菌阳性；或检测到脑膜炎奈瑟菌特异性核酸片段。

（2）免疫学：急性期脑脊液、血液检测到脑膜炎奈瑟菌群特异性多糖抗原；或恢复期血清流脑特异性抗体效价较急性期呈4倍或4倍以上升高。

（二）病例搜索

对病例所在地医院B区人民医院及社区开展病例主动搜索工作。共查阅B区人民医院儿科2021年2月1日—2022年2月16日门诊和住院儿童170 178人，发现脑膜炎病例32例（其中住院25例，门诊7例），发现流脑1例，已报告流脑1例，无漏报。

同时为了加大搜索范围，在病例所在社区进行主动搜索，走访了50户，搜索了80人，未发现疑似病例。

二、疫点儿童查漏补种

对病例所在地村周围儿童进行免疫搜索，对发现的流脑免疫空白儿童及时进行补种。芦江村6月龄以上、7岁以下儿童共36人，36人均有流脑疫苗免疫史。

三、密切接触者的采样检测、观察、预防服药

共摸排密切接触者8名和次密接者6名，均采集咽拭子进行脑膜炎奈瑟菌双重核酸检测试剂、脑膜炎奈瑟菌（A型、B型、C型）核酸检测试剂、脑膜炎奈瑟菌（X型、Y型、W135型）核酸检测试剂检测，结果显示1例密接者脑膜炎奈瑟菌PCR阳性、脑膜炎奈瑟菌B群阳性。对所有密接及次密接均嘱其预防性服用头孢菌素并观察随访。经流脑最长潜伏期后，14名接触者无发病。

四、健康教育

嘱患儿家居室开窗通风，勤晒衣被。同时在全村范围通过发放宣传单及张贴宣传海报等途径开展流脑预防知识宣传，提高了群众自我防护意识。

第四部分 分析与建议

根据该病例流行病学特征、临床表现、实验室检测结果，判断为B群脑膜炎奈瑟菌引起的散居儿童病例。因为在病例周围密接者的咽拭子标本中均培养出了B群脑膜炎奈瑟菌菌株，故考虑传染源来自病例周围密接人群。

近年来，流脑在N市一直呈散发状态，同时流行菌群亦发生了变化，菌群从以前的以A、C群为主转变为以B群为主，健康人群脑膜炎奈瑟菌的菌群也以B群为主。我们仍要进一步做好流脑疫苗的常规接种工作，提高适龄儿童疫苗的接种率，尤其做好流动儿童、无流脑免疫史流脑疫苗的查漏补种工作，加强幼托、学校接种证查验工作，防止出现免疫空白。同时，推荐2岁以内儿童接种A+C群流脑结合疫苗。

疫苗接种是防控流脑的关键措施。目前我国广泛应用的疫苗是A群、A+C群、A+C+Y+W群四价流脑疫苗，能够有效控制A、C、W135和Y群脑膜炎球菌引起的感染。但由于B群荚膜多糖免疫原性弱，外膜蛋白变异性高等原因，故作为流脑重要病因的B群脑膜炎奈瑟菌至今尚无满意的菌苗可预防其流行，不排除将来出现流脑菌群更替导致疫情暴发的可能性。因此，要加强我国B群流脑疫苗的研发或引进，及时制订合理的免疫策略以达到对流脑疾病的最佳保护。

该病例因年龄小，未接种流脑疫苗而发病，提示我们需特别注意密切接触的家庭成员中隐性感染者引起的婴幼儿感染，要广泛开展健康教育，增强群众预防流脑的意识，密切接触人员一旦出现类似感冒等咽喉不适症状时应及早与婴幼儿隔离，以防感染。另外，对于此类无脑膜刺激征、瘀点瘀斑的不典型病例，应早发现、早诊断、早治疗，使用敏感抗生素对症治疗。此外，应加强急性脑膜炎和脑炎监测工作，尤其在流脑流行季节发现发热、头痛、呕吐等症状的患者应高度重视，发现疑似病例及时报告，对病例及时进行隔离、诊断及治疗，同时加强密切接触者的管理。及时开展流脑病原学检测和菌群分离鉴定，掌握脑膜炎奈瑟菌群的变迁，分析疫情变化趋势，及时进行病原菌株的耐药性监测，及早对症治疗，控制流脑疫情。

参考答案

问题1 接到区级疾控中心报告后，市级疾控中心应首先开展哪些工作？

首先需要核实疫情，疫情核实后，组织现场流行病学调查人员和采样人员赴现场调查。

问题2 如果去现场调查，你认为需要准备什么？

1. 人员 组织现场流行病学调查人员和采样人员赴现场。
2. 物质 个案调查表、采样设备。

问题3 请列出去现场调查的清单，并说明要收集哪些信息。

现场调查清单：①个案调查表；②主动搜索记录表；③密切接触者调查登记表；④采样设备。

需要收集以下资料：①病例的基本情况、临床表现、实验室检测情况、流脑疫苗接种史等。②标本：采集患者脑脊液、血液、瘀点（斑）组织液标本，标本要尽可能在使用抗生素治疗前采集。采集标本后，立即报告辖区县级疾病预防控制机构。③主动搜索病例：在本辖区内出现首例流脑病例时，县级疾病预防控制机构应对患者所在地的医疗机构开展病例搜索，必要时开展社区病例主动搜索。④密切接触者调查登记：内容包括密切接触者的基本情况、与病例的接触情况、流脑疫苗接种史等。⑤病例所在地区的历年流脑发病情况。⑥N市健康人群流脑带菌监测情况。⑦病例所在地区的儿童流脑疫苗接种情况。

问题4 请制订病例定义。

1. 疑似病例 流脑流行季节，出现发热、头痛、呕吐、脑膜刺激征等症状者，实验室检查末梢血象白细胞总数、中性粒细胞计数明显增加；或脑脊液外观呈浑浊米汤样或脓样，白细胞数明显增高，并以多核细胞增高为主，糖及氯化物明显减少，蛋白含量升高；颅内压力增高。以上病例作为流脑疑似病例报告。

2. 临床诊断病例 疑似病例皮肤、黏膜出现瘀点或瘀斑者为临床诊断病例。

3. 确诊病例 疑似或临床诊断基础上，具有下述任一项者作为确诊病例：

（1）病原学：瘀点（斑）组织液、脑脊液涂片，可见革兰氏阴性肾形双球菌；或脑脊液或血液培养脑膜炎奈瑟菌阳性；或检测到脑膜炎奈瑟菌特异性核酸片段。

（2）免疫学：急性期脑脊液、血液检测到脑膜炎奈瑟菌群特异性多糖抗原；或恢复期血清流脑特异性抗体效价较急性期呈4倍或4倍以上升高。

问题5 要从哪几方面搜索病例？

1. 共同暴露人员搜索 在家庭、邻居等密切接触人群中开展病例搜索。

2. 医疗机构病例搜索 对病例所在地医院B区人民医院及社区开展病例主动搜索工作。共查阅B区人民医院儿科2021年2月1日—2022年2月16日门诊和住院儿童170 178人，发现脑膜炎病例32例（其中住院25例，门诊7例），发现流脑1例，已报告流脑1例，无漏报。

3. 社区病例搜索 为了加大搜索范围，在病例所在社区进行主动搜索，走访了50户，搜索了80人，未发现疑似病例。

问题6 如何定义密切接触者？

密切接触者指病例发病前7d内与病例近距离接触（同吃、同住）人员，包括家庭成员及处在同一小环境中的人群。

问题7 此时的工作重点是什么？请制订下一步现场工作方案。

此病例已定义为B群流脑病例，此时工作重点是全面掌握疫情特征，查找传染来源，采取措施，以尽快控制疫情的进一步传播。

现场工作方案主要内容是：①加强疫情监测；②开展进一步的流行病学调查，确定传染来源、掌握流行特征和疫情波及范围；③患者和接触者管理；④健康人群流脑带菌监测；⑤病例所在地区的儿童流脑疫苗接种情况调查；⑥广泛开展健康教育。

（马　瑞　周绍英）

第九章 一起严重精神障碍患者所致肇事肇祸案件的现场调查处置

学习目的

1. 掌握严重精神障碍肇事肇祸案(事)件调查步骤。
2. 熟悉严重精神障碍患者现场流行病学分析思路。
3. 了解预防严重精神障碍肇事肇祸案(事)件相关部门职责。

第一部分 背 景

2017年4月5日,N市精神卫生工作领导小组办公室(精卫办)接到FH区精卫办应急处置报告,称该区发生一起精神障碍患者杀母事件,引起周边群众的恐慌。请求市精卫办协助调查。

问题1 什么是严重精神障碍?常见的严重精神障碍有哪些?

问题2 严重精神障碍社区管理有哪些服务内容?

问题3 关于预防严重精神障碍肇事肇祸案(事)件,政法、卫生、公安、民政、残疾人联合会(以下简称残联)等部门有哪些职责?

第二部分 现 场 调 查

接报后,市精卫办高度重视,当即赴现场了解情况,重点调查案(事)件经过、肇事肇祸人员发病及治疗管理情况、肇事肇祸原因、后续处置情况、下一步工作措施。

问题4 你认为调查的重点是什么?请制订一份严重精神障碍患者肇事肇祸案(事)件调查提纲。

一、事件发生经过

肇事肇祸患者信息:朱某某,男,1972年8月5日生,未婚,NH县人,务农。被害人信息(患者母亲):王某某,女,1945年5月5日生,文盲,NH县人,常住FH区,务农,被当地人俗称为“半仙”。据患者母亲徒弟及邻居所述,发生事件前几天,因患者母亲外出,患者未按时服药。4月2日晚上,患者情绪很不稳定、暴躁,母亲徒弟建议送医院治疗,但其母亲坚持先多吃点药压一压,并和徒弟一起帮助患者服下药物,等患者入睡后徒弟才离开。晚10时左右,患者醒来,病情加剧,出现暴力行为,在家中用斧头、柴刀等将其母亲砍成重伤,头部引起颅内出血，医治无效死亡。事发当时，患者母亲电话向其大儿子求助，大儿子打电话给其母徒弟，待徒弟赶到时，发现母亲已死，当晚由警察处理后将患者拘捕。

二、患者病程及管控情况

病情描述：患者精神疾病初发于1993年，表现为失眠、行为乱、谵语、冲动伤人毁物、情绪不稳、精神症状明显，1994年3月首次入住市AK医院，诊断为精神分裂症。其后11年间，因服药依从性差疾病反复发作，分别在KN医院、AK医院、SZ卫生院住院8次。1997年5月将其父亲杀害，1998年6月将邻居杀害。2012年11月起在CG医院及NH康复中心门诊，2015年末次从AK医院出院后服用帕利哌酮、氯氮平、利培酮等药物，患者及其母亲由NH县搬迁至FH区某山村居住。历次就诊信息见表9-1。

表9-1 患者历次就医记录表

序号	入院日期	出院日期	医疗机构	住院时间/d
1	1994年3月24日	1994年4月11日	AK医院	18
2	1996年2月14日	1996年5月14日	KN医院	90
3	1996年8月12日	1996年11月1日	KN医院	81
4	1997年5月8日	1997年9月22日	AK医院	137
5	1998年7月10日	2003年7月11日	AK医院	1 827
6	2009年4月6日	2009年6月29日	AK医院	84
7	2009年6月29日	2011年1月1日	SZ卫生院	551
8	2014年6月26日	2015年2月10日	AK医院	229

管控情况：患者于2011年11月28日建档纳管，同意社区管理。自该患者纳管开始，每个月都会对其进行电话随访，但多为患者母亲接听，危险性评估多为0级，病情稳定。查阅居民建档档案，无患者就诊、配药记录，疑自购药物服用，服药不规律。

三、现场调查

采用座谈会、电话调查、个别访谈的方式，对事发地精防医生、民警、村委、邻居等开展现场调查。

FH区精防医生反映：2016年8月，经村民报告，村里有外地精神病患者居住。第一时间协同片区民警至患者住所了解相关情况。患者并未在家，其母拒绝纳入属地管理，并表示已在NH县社区管理，对方每个月电话随访比较合适，目前病情基本稳定，规律服药，服用药物为帕利哌酮片及氯氮平片。建议患者享受当地免费服药政策，方便管理随访，但患者母亲坚持继续在NH县取药随访。走之前给其母亲留下联系方式，嘱患者母亲如患者病情有变化可随时联系。但至事发前都无联系。

FH区派出所民警反映：至事发前，并不知晓患者曾有肇事肇祸行为。虽多次面访患者，但从未发现异样。事发当年3月，面访其母，患者病情尚稳定，规律服药，并未引起警觉。该事件发生后，立即出警至患者家中，患者没有逃窜，眼神空洞，口中一直喃喃自语，凶器散落地上。当民警呵斥他蹲下时其立即蹲下，嘴里一直说“对不起、对不起”。当天现场未发现有无药瓶情况。

FH区村委会人员反映：村委相关人员介绍，患者母亲在该处已居住19年，患者随母亲在此陆续居住，由于非当地户口，村里对其关注度不高，不知是否患有精神疾病。印象中患者本分老实，平日会在村里闲逛，偶尔去老年活动中心，人缘不错，并未发觉患者有精神异常表现，每年疑似精神障碍患者摸排工作未将其纳入排查对象。

FH区周围邻居反映：平日里，患者及母亲为人比较和善，乐于助人。但当疾病发作时，患者便不好控制，大吵大闹。尤其是每年桃花盛开季节，患者情绪波动较大。在该事件发生前3～4d，患者疾病已经发作，后母子俩吵架，邻居也没有去干涉，毕竟不了解情况。患者母亲也没太防备，给患者胡乱吃了些药，以为吃了药疾病马上便可控制，但结果疾病还是发作了。另外，患者母亲迷信，认为能通过“作法”控制患者病情，其徒弟曾劝其将患者送至医院治疗，其母并未同意，以增加药量了事。最后酿成了悲剧。

NH县乡镇武装部反映：据武装部相关人员反映，该患者被列入当地重点管控名单，但由于长期居住在外地，日常管控比较困难。其母亲对孩子病情很维护，政府工作人员上门随访，母亲都是极力袒护，生怕被带走强制管理，觉得自己能管好，这样客观造成家属不配合，而且距离远，无法管控。

问题5　此事件调查中应该采用哪些调查方法？

问题6　什么是严重精神障碍应急处置？

问题7　严重精神障碍肇事肇祸案（事）件报告流程有哪些？

第三部分　调查结论

现场专家针对现场调查资料和既往史进行综合分析，判定本起杀母事件为一起严重精神障碍（精神分裂症）患者因不服药导致疾病复发产生幻觉妄想致人伤亡事件，属于严重精神障碍患者肇事肇祸案件。

问题8　精神分裂症为严重精神障碍，具体有哪些临床表现？

问题9　精神分裂症这类疾病为什么风险大？如何快速评判其危险性？

问题10　预防精神分裂症复发的方法有哪些？

第四部分　存在问题与对策建议

一、存在问题

经过对该肇祸事件的深入调查和详细了解，发现在该严重精神障碍患者管控中主要存在以下几点漏洞：

1．基层联防联控机制未落实。该患者曾先后在1997年和1998年杀父、杀邻居造成两起恶性事件。但由于事件历时久远，且当时NH县尚未开展精神障碍社区管理工作，也未建立信息资源共享机制，肇祸信息未交换，基层相关管理人员对患者肇祸事件未掌握，导致基层组织（乡镇、村干部）、现住地和属地精防医生均未掌握该患者肇祸信息。

2．人户分离存在管理盲点。“人户分离”是指户籍和住址不在一个地方。由于患者杀害2人，无法回到NH老家生活，只能租住在FH区，且只愿意加入NH社区管理（属地）。由于人户分离带来的管理不便，NH县精防人员采用电话随访，无法完成每年2次的面访，评估信息不准确。

3. 家属知识不足，监护缺失。从患者反复发病情况看，其可能是间断服药，治疗不规范。且患者每年在春季这个时间段都会复发，未引起重视，在事发前几天，被害人外出，没有专人监管，致患者没有服药，导致病情复发。

4. 周围群众和基层管理人员对精神疾病知识认识不够，对患者病情发作时的危险性认识不足。

二、对策建议

为避免类似恶性事件再次发生，应采取相关措施进行预防控制：

1. 落实动态摸排和属地管理。卫生健康部门牵头对社区在管人户分离的严重精神障碍患者进行全面清查（公安库内的患者由公安负责清查），查清患者曾经发生过的肇事肇祸事件经过，及时通报有关部门；人户分离患者实行属地管理，相关档案同时迁移，纳入居住地管理。

2. 健全联防联控工作机制。部门之间的信息要互联互通、交流共享。公安、卫生健康部门要常态化做好患者纵向、横向的信息交换，特别是曾经有肇事肇祸行为及人户分离的患者，相关信息要通报现居住地政法委、公安、卫生及镇（街道）和村（社区）有关部门，要纳入基层综合管理小组的网格化管理范围。

3. 做好患者救助救治和“监护补助/看护补贴”工作。患者户籍地镇（街道），要负责落实严重精神障碍患者参加城乡居民基本医疗保险，其个人应缴纳的医疗保险费按有关规定由政府予以全额资助，做到应保尽保；要切实做好对具有危险性评估风险等级的两类患者监护补助的协议签订发放工作，对纳入当地村（社区）管理的特困供养、最低生活保障、最低生活保障边缘家庭的患者看护补贴的签订发放工作。

4. 建立资金保障机制，减轻非户籍贫困家庭经济负担。建议财政部门建立严重精神障碍患者救治救助基金，将非户籍严重精神障碍患者全部纳入该项目，除享受门诊治疗和住院治疗的资金补助外，出院后由定点医疗机构提供免费药物治疗和定期随访。

5. 加强宣传和培训。对镇（街道）和村（社区）精防网络人员包括社区民警、村（社区）干部、民政干部、社工等基层人员开展精神疾病知识和管理及业务技能培训，实现全覆盖，提高各类人员的业务能力。做好对患者家属精神疾病相关知识、危险性评估及家庭监护的宣教，减少疾病复发，减少肇事肇祸发生。同时对市民要加强精神卫生宣传、健康教育与咨询服务，普及心理健康和精神疾病防治知识，消除歧视，共同营造全社会关爱精神障碍患者的良好氛围。

问题11　此类事件的发生，对我们有什么启示？

问题12　若精神病患者肇事肇祸事件正在发生，如何处置？

参考答案

问题1　什么是严重精神障碍？常见的严重精神障碍有哪些？

严重精神障碍是指精神疾病症状严重，导致患者社会适应等功能严重缺损、对自身健康状况或者客观现实不能完整认识，或者不能处理自身事务的精神障碍。根据《严重精神障碍管理治疗工作规范（2018年版）》，常见的严重精神障碍分为精神分裂症、分裂情感性障碍、偏执性精神病、双相（情感）障碍、癫痫所致精神障碍、精神发育迟滞伴发精神障碍。

问题2　严重精神障碍社区管理有哪些服务内容？

1. 患者信息管理　在将严重精神障碍患者纳入管理时，需由家属提供或直接转自原承担治疗任务的专业医疗卫生机构的疾病诊疗相关信息，同时为患者进行一次全面评估，为其建立居民健康档案，并按照要求填写严重精神障碍患者个人信息补充表。

2. 随访评估　对应管理的严重精神障碍患者每年至少随访4次，每次随访应对患者进行危险性评估；检查患者的精神状况，包括感觉、知觉、思维、情感和意志行为、自知力等；询问和评估患者的躯体疾病、社会功能情况、用药情况及各项实验室检查结果等。

3. 分类干预　根据患者的危险性评估分级、社会功能状况、精神症状评估、自知力判断，以及患者是否存在药物不良反应或躯体疾病情况，对患者进行分类干预。对病情不稳定患者，2周内随访1次；病情基本稳定患者，1个月时随访1次；病情稳定患者，3个月时随访1次。

4. 健康体检　在患者病情许可的情况下，征得监护人和/或患者本人同意后，每年进行1次健康检查，可与随访相结合。内容包括一般体格检查、血压、体重、血常规（含白细胞分类）、谷丙转氨酶、血糖、心电图。

问题3　关于预防严重精神障碍肇事肇祸案（事）件，政法、卫生、公安、民政、残疾人联合会（以下简称残联）等部门有哪些职责？

1. 事前

（1）政法部门：负责将严重精神障碍患者综合管理纳入辖区特殊人群服务管理工作的整体范畴，加以重点推动落实；将严重精神障碍患者管理、救治救助工作纳入综治（平安建设）考评内容；协助落实易肇事肇祸、弱监护及治疗依从性差的患者实施新型治疗方案。

（2）卫生健康部门：负责严重精神障碍患者综合管理专项工作组办公室的日常工作；会同政法、公安、民政、司法行政和残联等单位，建立信息互通机制；组织基层做好严重精神障碍患者的登记建档、随访管理、分类干预、健康体检等工作；组织开展辖区精神卫生健康教育、政策宣传活动。

（3）公安部门：协助精神卫生医疗机构依法采取措施实施住院治疗；根据人民法院决定，对严重精神障碍患者执行强制医疗；会同卫生、民政、残联、政法等部门，对有肇事肇祸行为或倾向的疑似严重精神障碍患者进行摸底排查，提请卫生健康部门进行诊断和风险评估；负责依法对严重精神障碍患者肇事肇祸行为实施紧急处置；查找失联的严重精神障碍患者；对危险性评估3级以上精神障碍患者录入全国重性精神疾病管理治疗信息系统，纳入重点人员管理。

（4）民政部门：负责贫困严重精神障碍患者社会救助工作；依法做好城市生活无着的流浪、乞讨人员中精神病患者的救助工作；根据卫生健康部门提供的严重精神障碍患者名单，排查出困难患者救治救助信息，并反馈至同级卫生健康部门。

（5）残联部门：负责受理精神障碍患者残疾证的办理和登记工作；积极落实国家有关项

目和惠及残疾人的优惠政策，为辖区内符合条件的持证精神障碍患者实施门诊和住院救助；定期将持证精神障碍患者救助及康复信息与卫生健康部门进行信息比对，及时为符合条件的精神障碍患者补办残疾证。

2. 事后

（1）政法部门：会同相关单位，依法依规参与严重精神障碍患者肇事肇祸案（事）件调查，对因工作不重视、监管不到位、救治不及时，导致发生已登记严重精神障碍患者肇事肇祸致1人及以上重伤或死亡及重大社会影响的案（事）件的，按规定予以通报并追究相关负责人和单位的责任。

（2）卫生健康部门：依法依规组织开展严重精神障碍患者肇事肇祸案（事）件调查，填写《严重精神障碍患者肇事肇祸案（事）件调查表》，形成调查分析报告，报同级政法部门和上级卫生健康部门，其中肇事肇祸致1人及以上重伤或死亡及重大社会影响的案（事）件的调查处置报告，需在调查结束后1个月内报上级政法部门。

（3）公安部门：协助开展精神障碍患者肇事肇祸案（事）件的调查处置工作，接到疑似严重精神障碍患者发生肇事肇祸案（事）件信息后，及时核实情况并报同级政法部门和严重精神障碍患者综合管理专项工作组办公室。

问题4　你认为调查的重点是什么？请制订一份严重精神障碍患者肇事肇祸案（事）件调查提纲。

1. 案（事）件经过　客观、真实、完整地说明事件经过，包括时间、地点、案（事）件发生的详细情况、调查处置过程及初步调查结果等。

2. 肇事肇祸人员发病及治疗管理情况

（1）基本情况：包括患者姓名、性别、年龄、身份证号、户籍地和现住址、婚姻状况、文化程度、家庭经济状况，以及监护人姓名及年龄、与患者关系等。

（2）患病、治疗和管理情况

1）患病及治疗情况：既往病史包括初次发病时间、发病原因、诊断、诊断机构名称、首次抗精神病药物治疗时间、既往门诊治疗、住院治疗及相关检查情况。现病史包括发病时间、原因、发病经过及处置情况。

同时，说明患者治疗费用是否纳入当地医保报销范围，报销比例及个人自付比例。是否为低保患者，是否享受医疗救助和生活救助，如重大公共卫生专项严重精神障碍管理治疗项目、残联项目、民政项目、慈善机构或当地财政补助项目等。

2）管理情况

社区/乡镇管理：说明患者基本信息是否登记在国家严重精神障碍信息系统，是否纳入管理等。若纳入管理，应说明纳入管理时间及近一年每次随访时间、危险性评级、病情、服药依从性及转诊情况等；若未纳入管理，请说明原因。

家庭管理：监护人能否履行监护责任，不能履行监护责任的需说明原因。监护人是否领取监护补贴等。

（3）其他调查情况

3. 肇事肇祸原因分析　分析该患者肇事肇祸行为产生的可能原因，总结经验教训。

4. 后续处置情况　案（事）件发生后，当地政府、各相关部门、卫生健康行政部门、精神卫生医疗机构或精防机构、基层卫生医疗机构主动采取的应对策略。说明对患者的处置和对整个事件的处理情况。

5. 下一步工作措施 说明拟采取哪些措施，以预防此类事件的发生。

问题5 此事件调查中应该采用哪些调查方法？

1. 询问对象 患者、患者家属、邻居、单位同事、居委会、精防医生及其他能提供信息的人员。方式：个别谈话或集体讨论。形式：面对面访谈、电话调查。

2. 现场观察 仔细查看现场情况，以便了解案（事）件发生原因，有无应激源。

3. 回顾调查 患者既往病史、既往肇事肇祸情况、既往服药管理情况等。

问题6 什么是严重精神障碍应急处置？

严重精神障碍应急处置是对有伤害自身、危害他人安全的行为或危险的疑似或确诊精神障碍患者，病情复发、急性或严重药物不良反应的精神障碍患者的紧急处置。

常用应急处置措施：

（1）心理危机干预：根据现场情形判断现场人员的安全性，处置时应当与患者保持一定的距离，观察好安全撤离路线。使用安抚性言语，缓解患者紧张、恐惧和愤怒情绪；避免给患者过度刺激，尊重、认可患者的感受；同时对现场其他人的焦虑、紧张、恐惧情绪给予必要的安慰性疏导。

（2）保护性约束：当患者严重危害公共安全或者他人人身安全时，精防人员或其他相关人员协助民警使用有效的保护性约束手段对患者进行约束，对其所持危险物品及时全部搜缴、登记、暂存，将患者限制于相对安全的场所。

（3）快速药物干预：精神科医师可根据患者病情采用以下药物进行紧急干预。氟哌啶醇肌内注射，可联合异丙嗪注射，必要时可重复使用；或氯硝西泮肌内注射，必要时可考虑重复使用；或齐拉西酮注射；或奥氮平口崩片口服。用药后，注意观察药物不良反应。

（4）急性药物不良反应对症处理：根据药物不良反应的具体表现采取对症处理，如出现急性肌张力障碍可用抗胆碱能药物治疗，静坐不能可降低药物剂量或使用β受体拮抗剂，急性激越可使用抗焦虑药物缓解。

问题7 严重精神障碍肇事肇祸案（事）件报告流程有哪些？

各级相关工作人员通过各种途径（如其他人员反映、微博、微信、各类新闻媒体APP、自媒体等）得知辖区精神障碍患者（或疑似精神障碍患者）发生肇事肇祸案（事）件的信息后，应当立即报告当地公安部门、卫生健康行政部门和精防机构。卫生健康行政部门应当配合公安部门在48h内组织相关人员调查肇事肇祸人员是否为精神障碍患者及既往治疗、随访管理等情况，并填写《严重精神障碍患者肇事肇祸案（事）件调查表》和撰写调查报告，逐级上报至省级卫生健康行政部门和省级精防机构。省级卫生健康行政部门在48h内审核调查表和调查报告，并上报国家卫生健康委员会和国家级精防机构。

问题8 精神分裂症为严重精神障碍，具体有哪些临床表现？

精神分裂症是一组病因未明的慢性疾病，多在青壮年缓慢或亚急性起病，临床上往往表现为症状各异的综合征，涉及感知觉、思维、情感和行为等多方面的障碍以及精神活动的不协调。患者一般意识清楚，智能基本正常，但部分患者在疾病过程中会出现认知功能的损害。病程一般迁延，呈反复发作、加重或恶化，部分患者最终出现衰退和精神残疾，但有的患者经过药物治疗与心理治疗后可保持痊愈或基本痊愈状态。

精神分裂症的临床症状复杂多样，可涉及感知觉、思维、情感、意志行为及认知功能等方面，个体之间症状差异很大，即使同一患者在不同阶段或病期也可能表现出不同症状。

1. 感知觉障碍　精神分裂症患者可出现多种感知觉障碍，最突出的感知觉障碍是幻觉，包括幻听、幻视、幻嗅、幻味及幻触等，而幻听最为常见。

2. 思维障碍　是精神分裂症的核心症状，主要包括思维形式障碍和思维内容障碍。思维形式障碍是以思维联想过程障碍为主要表现的，包括思维联想活动过程（量、速度及形式）、思维联想连贯性及逻辑性等方面的障碍。妄想是最常见、最重要的思维内容障碍。最常出现的妄想有被害妄想、关系妄想、影响妄想、嫉妒妄想、夸大妄想、非血统妄想等。据估计，高达 80% 的精神分裂症患者存在被害妄想，其可以表现为不同程度的不安全感，如被监视、被排斥、担心被投药或被谋杀等，在妄想影响下患者会作出防御或攻击性行为。此外，被动体验在部分患者身上也较为突出，对患者的思维、情感及行为产生影响。

3. 情感障碍　情感淡漠及情感反应不协调是精神分裂症患者最常见的情感症状；此外，不协调性兴奋、易激惹、抑郁及焦虑等情感症状也较常见。

4. 意志和行为障碍　多数患者的意志减退甚至缺乏，表现为活动减少、离群独处，行为被动，缺乏应有的积极性和主动性，对工作和学习兴趣减退，不关心前途，对将来没有明确打算，某些患者可能有一些计划和打算，但很少执行。

5. 认知功能障碍　在精神分裂症患者中认知缺陷的发生率高，约 85% 患者出现认知功能障碍，如信息处理和注意、工作记忆、短时记忆和学习、执行功能等认知缺陷。认知缺陷症状与其他精神病性症状之间存在一定相关性，如思维形式障碍明显患者的认知缺陷症状更明显，阴性症状明显患者的认知缺陷症状更明显，认知缺陷可能与某些阳性症状的产生有关等。认知缺陷可能发生于精神病性症状明朗化之前（如前驱期），或者随着精神病性症状的出现而急剧下降，或者是随着病程延长而逐步衰退，初步认为慢性精神分裂症患者比首发精神分裂症患者的认知缺陷更明显。

问题 9　精神分裂症这类疾病为什么风险大？如何快速评判其危险性？

精神分裂症是一种慢性、迁延性严重精神障碍，影响全球 2.6 亿人口，其中 60% 的患者重度功能残疾，带来的疾病负担约为全球总疾病负担的 1%。患者缺乏疾病自知力、生活自理能力和具有攻击性等特点，需要照料者长期监护，导致因病致残、因病致贫，给社会经济发展造成沉重负担。精神分裂症患者发生暴力行为的风险为健康人群的 4～6 倍，患者常在被害妄想和指令性幻觉支配下作出肇事肇祸行为，具有对象不特定、地点不确定、时间不固定、手段残忍等有别于其他一般刑事犯罪案件的特点，侵害的不确定性不仅给患者家庭带来痛苦和沉重负担，也给社会带来威胁和不稳定因素，是公共安全最严重的隐患之一。

最简单的方法为 0～5 级评估法，将危险性评估分为 6 级：0 级，无符合以下 1～5 级中的任何行为；1 级，口头威胁，喊叫，但没有打砸行为；2 级，打砸行为，局限在家里，针对财物，能被劝说制止；3 级，明显打砸行为，不分场合，针对财物，不能接受劝说而停止；4 级，持续的打砸行为，不分场合，针对财物或人，不能接受劝说而停止(包括自伤、自杀)；5级，持械针对人的任何暴力行为，或者纵火、爆炸等行为，无论在家里还是公共场合。

问题10　预防精神分裂症复发的方法有哪些？

1. 坚持维持量服药治疗　是最有效的预防复发措施。临床大量统计资料表明，大多数分裂症的复发与自行停药有关，因此患者和家属要高度重视维持治疗。

对于不能遵医嘱口服抗精神病药物的患者，可以换用长效针剂。多项指南推荐第二代抗精神病药长效针剂可作为首发、病程早期、急性期和维持期精神分裂症患者的一线治疗策略；第一代抗精神病药长效针剂可考虑作为急性期患者的二线治疗策略。精神分裂症一旦诊断后，越早使用长效针剂，患者获益可能更多。因此推荐在精神分裂症各阶段使用长效针剂。首发精神分裂症患者接受长效针剂棕榈酸帕利哌酮1个月剂型(PP1M)和3个月剂型(PP3M)治疗，症状改善更多；早期精神分裂症患者接受长效针剂(PP1M和PP3M)治疗，可显著改善患者临床转归和功能转归，降低复发风险，减少医疗花费。

2. 坚持定期门诊复查　一定要坚持定期到门诊复查，使医生连续、动态地了解病情，使患者经常处于精神科医生的医疗监护下，及时根据病情变化调整药量。

3. 减少诱发因素　家属及周围人要充分认识到分裂症患者病后精神状态的薄弱性，帮助其安排好日常的生活、工作与学习，要与患者谈心，帮助患者正确对待疾病，减轻他们的心理压力和精神困扰。

4. 及时发现复发的先兆并及时处理　分裂症的复发是有先兆的，只要及时发现，及时调整药物和剂量，一般都能防止复发。

问题11　此类事件的发生，对我们有什么启示？

首先，我们应该意识到，并非所有精神病患者都具有暴力，具有攻击性，具有伤害性，而就是那些具有攻击性的精神病患者，造成了多起伤人案件，给很多家庭造成悲剧。对于严重精神障碍患者，严格管控，治疗关口前移，加强预防，及时治疗，全社会关注，可以减少各种暴力和伤害。

做好精神疾病管理，要加强社会综合治理。政府有关部门需将监护和诊治精神病患者的责任担当起来，政法委、公安、卫生、民政、残联、财政、人力资源和社会保障部等相关部门都参与其中，编织严重精神障碍患者管理网络，对他们进行严格有效的管理、治疗、康复和就业保障。

做好精神疾病管理，家庭应负起监护责任。精神心理问题往往明显影响正常生活，给自己和家庭造成很大的痛苦，如果发现问题及早就医，病情能够有效控制与缓解。社会公众对常见精神障碍和心理行为问题的认知率仍比较低，缺乏防治知识和主动就医意识，很多家庭往往分辨不出精神病的早期症状，部分精神疾病患者及家属仍然有病耻感而不愿意就医。

做好精神疾病管理，要把防治关口前移。专科医院除了诊治之外，还要组织专家深入社区、农村开展义诊与宣传活动，让民众正确认识精神疾病，争取做到早预防、早发现、早治疗。

同时要做好春季预防病情复发：一要坚持服药；二要定期复诊；三要规律生活；四要家庭照护；五要康复训练；六要早察复发。如病情出现复发，首先家属应带患者及时就医，寻求专业帮助，调整治疗方案，必要时接受住院治疗。

问题12 若精神病患者肇事肇祸事件正在发生，如何处置？

1. 公安部门

(1) 判明现场情况，疏散围观群众，设立警戒带，隔离现场。

(2) 采取适当方法稳定精神病患者的情绪，尽力化解暴力倾向。

(3) 对暴力倾向无法化解，严重危害公共安全或他人人身安全的精神病患者，使用警绳、手铐等警械进行约束。

(4) 对正在实施凶杀、劫持人质等暴力行为危及公民生命安全的，或者暴力抗拒、阻碍公安民警依法履行职责，暴力袭击公安民警危及公安民警生命安全的精神病患者，可以使用武器。

(5) 如现场有伤员，应立即采取止血措施，并通知急救中心。

(6) 对被制服的精神病患者，依法报请所属区县公安机关批准，送指定的精神专科医院精神收治、鉴定。

(7) 对于法院判决强制医疗的精神病患者，凭《强制医疗决定书》《强制医疗执行通知书》《法医精神病司法鉴定意见书》等资料进行强制医疗。

2. 卫生健康部门　依法依规组织开展严重精神障碍患者肇事肇祸案（事）件调查，填写《严重精神障碍患者肇事肇祸案（事）件调查表》，形成调查分析报告。

（边国林　周东升）

第十章 某市Z中学一起双线盗毒蛾幼虫所致皮炎暴发疫情调查

学习目的

1. 掌握学校内疾病暴发调查的步骤。
2. 了解现场卫生学调查和溯源调查的重要性。
3. 了解突发公共卫生事件风险评估和风险沟通的基本要领。
4. 探讨学校突发公共卫生事件相关信息报告流程。

第一部分 背 景

本起疫情发生在我国东南部沿海某市。该市地形以滨海平原、台地和丘陵为主，属于亚热带海洋性季风气候，温和多雨，年平均气温在21℃左右，冬无严寒，夏无酷暑，偶有台风，年平均降雨量在1 200mm左右。城市常见绿化景观植物包括凤凰木、美丽异木棉、三角梅、大花紫薇、洋紫荆、芒果树、大王椰子、小叶榕树等。

2016年6月14日15时，该市S区疾控中心接到辖区内Z中学校医电话报告称，该校初二年级近两天有10余名学生的双上肢前臂出现不明原因皮疹，暂无其他明显不适，由当地医院初步诊断为过敏性皮炎。

问题1 S区疾控中心接报人员应立即开展哪些工作?

问题2 S区疾控中心是否应赴现场开展流行病学调查处置？为什么?

接报后，S区疾控中心派出1支由3人组成的应急小组赴现场核实和调查处置。当日16时，应急小组到达学校医务室。S区Z中学是一所整体条件较好的公办中学，全校约1 600名学生，共有3个年级段，32个班级。学校的教学区域位于北面，较为宽敞通风。学校操场位于南面，占学校面积近2/3。

学校门口有一排假槟榔树，在篮球场与足球场中间的隔离带种着几棵榕树，学校的西面与小区相邻，中间是主席台，主席台两侧各种一排芒果树。

第二部分 调 查 处 置

调查人员对学校校医和部分班级的班主任老师进行访谈。据校医介绍，本次聚集性出疹事件主要发生在初二年级，没有发现教职员工出现类似情况。

现场调查人员制定病例定义为，2016年6月10日—7月1日期间，Z中学全校师生中出现皮疹且无明确原因者。通过现场调查人员和校医召集各班班主任讲解，然后由班主任询问各自班级的学生进行病例搜索。

共搜索到81个病例，均为学生，无教职工病例。其中，77例为初二年级学生，4例为初一年级学生。病例皮疹均为红色斑丘疹，71例（88%）呈散在分布，10例（12%）融合成片似痱子。96%的病例出疹部位为前臂，其余患者在颈部或足等部位出疹。所有病例没有出现发热的症状。病例的临床症状特征见表10-1。

表10-1　S区Z中学聚集性皮疹疫情临床症状分布表

症状	病例数（n=81）/例	比例/%
红色斑丘疹	81	100
皮疹形态		
皮疹散在分布	71	88
皮疹融合成片	10	12
出疹部位		
前臂部	78	96
颈部或足部	3	4
白细胞计数异常	0	0
发热（≥37.0℃）	0	0

结合病例的临床表现、流行病学分布特征等，现场调查人员初步排除水痘、手足口病、麻疹、风疹、猩红热等学校常见出疹性传染病。经现场询问未发现学生有共同的药物服用史、户外旅游活动史、疫苗接种史等，基本排除药物过敏和疫苗异常反应。学校近期没有装修、新装塑胶跑道等情况，初步排除装修带来的化学品导致过敏的可能性。

6月14日下午，S区疾控中心调查人员通过询问学校的老师得知，该中学2016年6月12日（端午节假期后）到6月14日陆续有学生出现皮疹，13—14日出现过敏性皮疹的同学明显增多，皮疹主要出现在前臂，怀疑可能是过敏性皮炎。

现场调查人员在调查中对学生在校园中食物和水的暴露情况也进行了询问了解。全校师生均饮用市政管网的自来水，学校没有食堂，学校不对学生提供其他课间餐、食品、饮料等，病例主要发生在初二年级，因此推测由饮水或食物导致暴发的可能性较小。

现场调查初步排除了通过食物和水传播导致疫情的可能。现场调查中还发现多数病例反映皮疹是在上完体育课后出现的，遂向学校的体育老师了解学生体育课情况。该校初三年级这学期没有设置体育课，初一和初二年级均有体育课但上课地点不同。初一年级在操场的开阔地带上体育课；初二年级因排球课考试，集中在操场芒果树下的阴凉处练习排球垫球（用前臂垫球）。现场观察发现芒果树下有很多毛虫。初一年级的4名病例反映他们在体育课时参加了初二学生的排球垫球练习。

现场调查人员访谈该校老师，老师反映该校芒果树种在操场一侧，约20棵，从5月底开始树上有毛毛虫出现。6月以来当地天气湿热，气温24～31℃，毛毛虫数量逐渐增多。尤其是端午节（6月9—11日）假期后，毛毛虫特别多，经常从树上掉到地面，下雨时掉落的毛毛虫尤其多，地面随处可见爬行的毛毛虫。既往年份芒果树上也有毛毛虫，但情况没有这样严重。从6月初开始到端午节放假期间，当地一直都是阴雨天气，几乎天天下雨，因此学生基本不上体育课。6月12日为端午节放假回来第一天，当天天气有所好转，为阵雨，从13日开始天气放晴，学生恢复上体育课，初二年级学生因为排球考试，被安排到芒果树荫下练习垫排球。

现场调查人员建议Z中学立即启动学校突发公共卫生事件应急预案，由各班班主任和校医配合现场调查人员，开展病例的搜索和发放问卷调查，由校医汇总后报告S区疾控中心。针对性的特异性控制措施建议需要进一步查明流行病学病因。在流行病学病因尚未查明时，考虑到皮炎为体育课上接触毛毛虫的可能性大，建议学校暂停在有毛毛虫的树荫下活动，并建议学校雇佣害虫防治机构对芒果树开展杀虫。为验证假设，调查组设计统一的调查问卷，在Z中学对556名初二年级学生发放问卷进行调查，由学生自填，了解学生的基本信息、发病、流行病学暴露等信息，重点是在6月13日和14日两天上体育课的情况以及体育课上的活动情况等。

现场调查人员现场设计统一的调查问卷，经调查人员统一讲解后由学生自填，了解学生在6月13日和14日两天上体育课的情况以及体育课上的具体活动情况。调查人员进一步对Z中学上体育课的时间和位置，上体育课的人数，上体育课学生是否出皮疹，皮疹的部位和数量，上体育课后是否及时洗手、清洗手臂等进行调查。

S区疾控中心立即对搜索发现的81例病例进行流行病学特征描述。首例病例于6月12日7时出现皮疹，6月13日下午至14日上午为发病高峰，最后一例病例发病时间为6月15日8时，本起疫情的流行曲线见图10-1。空间分布特点是77例为初二年级学生，4例为初一年级学生。从学校提供的学生信息清单来看，81例学生的居住地分布没有明显的聚集性。

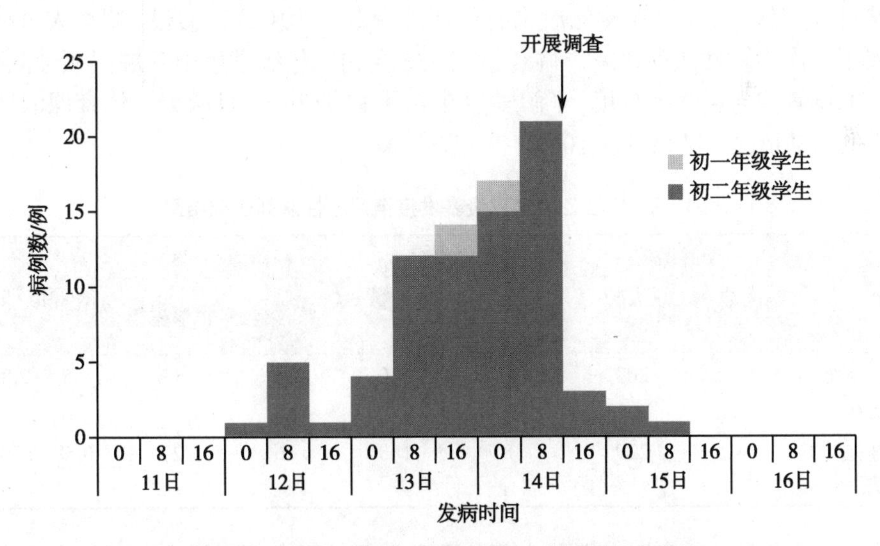

图10-1 S区Z中学一起聚集性皮炎暴发流行曲线

流行曲线图提示病例最早发病时间在12日凌晨，最晚在15日8时，持续时间为3～4d，发病高峰期出现在14日0—16时。病例分布主要集中在初二年级。全校师生均饮用市政管网的自来水，学校没有食堂，学生在学校无其他食品、饮料的暴露史，病例主要发生在初二年级，因此由饮水或食物导致暴发的可能性较小。多数病例反映皮疹是在上完体育课后出现的，遂向学校老师了解学生体育课情况。该校初三年级这学期没有体育课，初一和初二年级有体育课，但上课地点不同。初一年级在操场的开阔地带上体育课；初二年级因排球课考试集中在操场芒果树下的阴凉处练习排球垫球，没有病例的3个班级在此次疫情前均未上体育课。现场观察发现芒果树下有很多毛毛虫。初一年级的4名病例反映他们在体育课时参加了初二学生的排球垫球练习。因此，推测本次皮炎疫情可能是因为学生上体育课期间在芒果树下练习排球垫球时，排球落至地上接触到地面上的蛾幼虫毒毛所致。

该校芒果树虫害严重，树叶上可见许多黑点，树下随处可见爬行的毛毛虫。现场调查人员采集芒果树带黑斑树叶、毛毛虫的样本和现场照片送福建省农业科学院鉴定，鉴定结果树叶上的黑斑为芒果壮铗普瘿蚊所致，该昆虫是芒果树的主要病害，但不对人体致病。树下随处可见的毛毛虫为昆虫纲（Insecta）鳞翅目（Lepidoptera）毒蛾科（Lymantridae）双线盗毒蛾（*Porthesia scintillans*），其幼虫的毒毛和毒刺可引起人体皮肤过敏并导致皮炎。

经查询文献，发现可疑有毒蛾类的生长周期、气候环境变化情况如下：有毒蛾类的年生活史为每年5～6代，5月中旬为第1代幼虫期成长发育期，每代幼虫共分为7龄，每龄幼虫生长周期为3～5d，每次蜕皮前其体表的刚毛就会脱落，幼虫增加1龄，体表的刚毛也随之大量增加，后期大龄幼虫体表的刚毛可多达数百万根。在一定气温范围内，气温上升可以加速幼虫蜕皮进入下一龄。根据该市气象局公开的数据显示，进入6月以后气温迅速上升，白天气温高达30℃以上，气温短时间内快速上升导致大量的幼虫集中蜕皮，造成幼虫体表的刚毛大量脱落后飘落到树下和周边的部分区域，增加了学生接触暴露的风险。

调查人员提出了本次暴发疫情的病因假设，认为芒果树寄生的双线盗毒蛾幼虫的毒毛和毒刺是引起病例皮肤过敏并导致皮炎的原因，流行病学危险因素为病例在树下上体育课时练习垫排球接触所致，且在接触后未有效清洗手臂。为验证该假设，调查人员随即在Z中学开展了一次回顾性队列研究。调查组在556名初二年级学生中开展回顾性队列研究，设计统一的调查问卷由学生自填，了解学生在6月13日和14日两天上体育课的情况以及体育课上的活动情况。结果见表10-2。

表10-2 S区Z中学皮炎暴发疫情回顾性队列研究结果

因素	暴露组		非暴露组		罹患率/%		*RR*值（95%*CI*）
	病例数/人	总人数/人	病例数/人	总人数/人	暴露组	非暴露组	
在芒果树下练习排球垫球	65	209	9	160	31	5.6	5.5（2.8～11）
练习排球垫球后及时洗手臂	36	229	38	140	16	27	0.58（0.39～0.87）

问题3 暴发调查的病例定义包含哪些要素？暴发调查的病例定义与临床的疾病诊断标准有何不同？

问题4 本起暴发调查的病例定义中是否应包含流行病学危险因素，为什么？

问题5 根据临床症状分布和流行病学特征，推断本次暴发疫情可能是由什么疾病引起的？依据是什么？如何证实？

问题6 为什么在学校暴发疫情调查中要了解食物和水的暴露情况？

问题7 本起事件以“S区Z中学一起过敏性皮炎暴发事件”为题进行该起突发公共卫生事件的初次报告是否恰当？为什么？

问题8 突发公共卫生事件网中的初次报告中应有哪些内容，有哪些要求？向卫生行政部门提交的行政报告撰写时有哪些注意事项？

问题9 假设你是联合调查组的组长，针对Z中学你会如何提出下一步工作建议？

问题10 如果你是S区疾控中心的调查人员，接下来应立即开展的工作有哪些？为什么？

问题11 暴发调查的问卷设计应该包括哪些内容？

问题12 你怎样解读这个流行曲线的特点？

问题13 暴发疫情现场采样工作中，应当注意遵循什么原则？

问题14 针对本次暴发疫情请你提出病因假设，并说出主要依据。

问题15 你建议采取何种分析流行病学研究的方法，为什么？

问题16 如何解释这个回顾性队列研究的结果？

第三部分 应急响应

根据调查结果，在现场调查人员的建议下，学校启动应急响应，采取了如下措施：及时对发病的学生进行抗过敏治疗，医务室使用炉甘石洗剂等药物涂抹皮肤，病情严重者引导去医疗机构就诊并明确告知暴露史；对芒果树下的体育课场地进行彻底清洁消毒，及时清理落叶和地面的毛毛虫，并冲洗地面；调整体育课场地，避免学生在芒果树下打排球，加强对学生的健康教育，告知学生不要在芒果树下打排球，运动后及时清洗手臂；全面清洗消毒排球、篮球等体育用具；请专业的害虫防治机构对学校操场芒果树的虫害进行评估，制订杀虫方案，并进行全面杀虫，连续喷洒杀虫3d。6月14日下午起，学生不再在芒果树下上体育课，此后新增病例迅速减少。

针对本次事件，S区疾控中心与Z中学、区教育局联合开展了一次快速风险评估。对本次事件中的风险因素进行识别、分析、评价，并提出了风险管理的措施建议。

经区疾控部门与区教育局评估和沟通，决定举一反三，联合对S区所有学校和托幼机构发出有关毒蛾幼虫引发皮炎疫情的通知，并提出以下控制的措施建议：

1. 各学校和托幼机构要加强校园树木（尤其是芒果树）的杀虫工作，校园内开展树木杀虫和修剪工作尽量安排在周末或者节假日期间，杀虫和修剪结束后及时清理现场，妥善处理毒蛾幼虫尸体和树枝树叶垃圾。杀虫和修剪期间注意关好教室门窗，防止幼虫或者毒毛飘入教室内。从事杀虫和修剪的工作人员要做好个人防护，戴遮阳帽，穿长袖工作服。

2. 加强宣传教育工作，教育学生和幼儿避免在树下等毒蛾幼虫孳生的区域内开展体育活动和玩耍，发现毒蛾幼虫要及时告知教职工或者保洁人员，及时清理。如不慎接触到毒蛾幼虫，要及时用肥皂水清洗，并涂抹炉甘石洗剂，症状严重的及时到医疗机构就诊。

3. 加强校园内的清洁卫生工作，加密清洁卫生频率。如果发生毒蛾幼虫引发的散发或者聚集性疫情，要及时报告辖区疾控中心，并请专业的害虫防治机构进行杀虫。

问题17 为什么要组织对本次突发公共卫生事件进行风险评估？你建议采取何种风险评估的方法？理由是什么？

问题18　请你初拟一份针对突发公共卫生事件的风险评估报告撰写框架。

问题19　学校中的突发公共卫生事件，假如启动应急响应后，卫生行政部门应注意组织做好哪些工作?

问题20　学校发生类似的聚集性疫情后，应遵循怎样的信息报送流程?

问题21　针对本起事件调查处置的不同阶段，你可以提出哪些方面控制的措施建议?

问题22　如果你是市级卫生行政部门负责宣传沟通的人员，应当如何开展针对性的应急风险沟通工作? 如果是接受媒体采访，应注意哪些事项?

第四部分　终止应急响应

根据调查结果，学校采取了如下措施：调整体育课场地，避免学生在芒果树下打排球；清洗排球、篮球等体育用具；加强对学生的健康教育，告知学生不要在芒果树下打排球，运动后及时清洗手臂；及时清理落叶和地面的毛毛虫，并冲洗地面，请专业机构对学校操场芒果树的虫害进行评估，制订杀虫方案。6月14日下午起，学生不再在芒果树下上体育课，此后病例逐渐减少。连续3d没有新增病例后，学校终止了应急响应。

为预防类似疫情的发生，建议学校制订杀虫计划，每年在毒蛾幼虫繁殖季节开展杀虫。

问题23　你认为本次现场调查存在哪些局限性和不足之处?

问题24　突发公共卫生事件的应急响应结束，疾控机构应及时对“突发公共卫生事件管理信息系统”中的报告信息进行结案报告。请问结案报告的主要内容包括哪些?

参考答案

问题1　S区疾控中心接报人员应立即开展哪些工作?

1. 在电话中主动询问疫情具体情况，包括病例发现方式、发病人数(因病缺课人数)、发病时间、主要症状、有无重症和住院患者等。

2. 了解学校的基本情况，包括地理位置、在校师生数、联系人和联系方式、有无食堂、有无二次供水，近期有无聚餐、集体活动等。

3. 规范填写疫情接报记录、表格等。

4. 主动传达和报告信息，如科室领导和疾控中心的分管领导。

5. 初步判断疫情概况，做好赴现场调查处置准备。如果需要赴现场开展调查，需要协调人员队伍，联系车辆，准备技术资料、流行病学调查采样用品、口罩和手套等常用个人防护用品等。

问题2　S区疾控中心是否应赴现场开展流行病学调查处置? 为什么?

应赴现场开展调查处置。主要应从业务技术和行政管理两个角度出发考虑。

从技术角度考虑：①问题严重性。对于S区疾控中心来讲，该起疫情的规模、疾病的严重性、疾病进一步蔓延的危险性及受波及人口的范围等。②有实施控制措施以终止其对公众健康威胁的机会。③有更多了解问题或提供研究的机会。对新发传染病可了解疾病自然史，描述疾病特征、病因、来源及其传播方式；对传统传染病，可了解疾病危险因素、控制措施的效果及相关评估等。④需要培训和锻炼应急队伍，保持战斗力。⑤有关疾病防控项目的需要，如消除麻疹、消除疟疾等。

从行政管理角度考虑：①行政和社会压力，如有来自行政部门领导的批示，事件发生在举办大型活动保障期间等，或者事件发生在一些重点场所或重点机构，如学校和托幼机构这类易感人群聚集的单位等。②法律责任或媒体公众关注，需要作出回应的。如有群众投诉、媒体报道，或者通过网络自媒体等形式已经形成网络舆情事件，或者可能会面对纠纷和法律诉讼。

问题3　暴发调查的病例定义包含哪些要素？暴发调查的病例定义与临床的疾病诊断标准有何不同？

制定病例定义是现场流行病学的基本步骤，而且也是暴发调查的难点和关键点。暴发调查的病例定义是一个确定被调查对象是否纳入病例的统一标准，是统计发病人数的流行病学工具，需要同时考虑到敏感性和特异性的问题。病例定义直接决定了暴发调查中的病例数，并间接影响突发公共卫生事件的定级和应急响应。病例定义应当简洁，具有可操作性，可随调查进展进行调整。

病例定义的要素包括流行病学标准、临床判断标准和实验室特异性检查结果。流行病学标准包括时间（如往前推首发病例发病前1～2个疾病最长潜伏期）、地点（如某学校、某社区）、人群（如某旅行团的全体游客和导游）；临床判断标准包括症状体征（如发热、呕吐、腹泻、皮疹等），临床一般检查（如血常规、尿常规、影像学检查等），特异性药物治疗有效（如维生素K_1治疗抗凝血鼠药中毒、亚甲蓝治疗亚硝酸盐中毒等）；实验室特异性检查结果包括抗原抗体检测、PCR检测、病原培养分离结果等。

暴发调查的病例定义不同于疾病诊断标准，是为了特定的现场调查设计的，通常采用“某时间内、某区域内、某人群中具有某临床特征的人”这样的形式，并按确定程度分为疑似病例、可能病例和确诊病例。而疾病的诊断标准是供临床专业人员使用，是为疾病监测、诊疗服务等设计的，注重敏感性和特异性，一般有行业标准，具有稳定性。

问题4　本起暴发调查的病例定义中是否应包含流行病学危险因素，为什么？

病例定义中是否应包含流行病学危险因素不应一概而论。通常在暴发调查初期，流行病学的危险因素未查明，或有重点可疑危险因素但需要进一步调查分析验证，则在病例定义时不应把可疑危险因素作为病例定义的条件，否则无法对该因素进行分析。但是在一些暴发疫情中，如食物中毒事件等，当可疑的危险因素已经得到证实，在进行病例数统计并正式报告时，或者涉及责任认定和赔偿等时，则应纳入，以提高特异性，保证病例是“真病例”，避免争议和纠纷。

问题5　根据临床症状分布和流行病学特征，推断本次暴发疫情可能是由什么疾病引起的？依据是什么？如何证实？

发生在学校和托幼机构的聚集性疫情，以出疹性皮炎为主要临床表现，没有发热的临床表现，应考虑到过敏性皮炎的可能。过敏性皮炎是由于接触过敏性抗原引起的皮肤过敏反应，它主要是由IgE介导的Ⅰ型变态反应。凡对特异性抗原有遗传的或体质上易感的人在接触这类抗原时，可导致速发型或迟发型过敏性皮炎，主要是指人体接触到某些变应原而引起皮肤红肿、发痒、风团、脱皮等皮肤病症。具体的变应原可以分为接触变应原、吸入变应原、食入变应原和注射入变应原4类。每类变应原都可以引起相应的过敏反应，主要的表现是多种多样的皮炎、湿疹、荨麻疹。引起皮炎的变应原种类繁多，可能是昆虫、树木的飞絮、尘螨、药物、化学试剂等。初步考虑昆虫如树上的毛毛虫，树木的飞絮，化学试剂如油漆等。证实或排除某种特定疾病需要结合流行病学调查、临床表现、实验室检测等证据后，作出综合判断。

问题6　为什么在学校暴发疫情调查中要了解食物和水的暴露情况？

学校是易感人群集中的重点场所，我国报告的突发公共卫生事件中有较大比例由学校报告。校园内发生的突发公共卫生事件中，大部分是传染病类事件，另有部分食物中毒事件，水源性疾病暴发事件，其他化学物质中毒类事件，环境因素类事件，癔症类事件，疫苗接种异常反应事件等。校园中往往有集中统一的食堂提供食物，或者有统一订购课间餐等食品，或者集体活动时有统一配餐，有集中统一的供水(如二次供水、桶装水、直饮水等)，相对容易引发聚集性疫情。通过对食物和水的暴露情况调查，可以初步证实相当一部分的病因假设，假如调查没有发现异常，也可以作为排除掉的重点的危险因素展示在调查结果中，并帮助建立合理、准确的病因假设。

问题7　本起事件以“S区Z中学一起过敏性皮炎暴发事件”为题进行该起突发公共卫生事件的初次报告是否恰当？为什么？

突发公共卫生事件的初次报告对及时性要求高，涉及疾控工作的合法合规问题。暂时查不出原因的可以主要症状代替具体病名上报，如“聚集性胃肠炎事件”“聚集性皮疹事件”等，报告内容包括事件名称，初步判定的事件类别和性质，发生地点，发生时间，发病人数，重症、住院和死亡人数，主要的临床症状，可能原因，已采取的措施，进一步的工作建议，报告单位，报告人员及通信方式等。待查明病因后，在进程报告中可对初次报告进行补充和修正。

问题8　突发公共卫生事件网中的初次报告中应有哪些内容，有哪些要求？向卫生行政部门提交的行政报告撰写时有哪些注意事项？

1. 突发公共卫生事件网中的初次报告　初次报告是对突发公共卫生事件初步核实后，根据事件发生情况及初步调查结果所撰写的调查报告，其目的是及时汇报事件发生及相关情况，研判突发公共卫生事件下一步的进展趋势，报告已采取的初步控制措施，并对下一步的工作或需要支持协调的事项提出建议，为下一步调查和控制提供依据。初次报告要求速度快、内容简要。

报告内容包括事件名称、初步判定的事件类别和性质、发生地点、发生时间、发病人数、死亡人数、主要的临床症状、可能原因、已采取的措施、报告单位、报告人员及通信方式等。初次报告一是对事件发生、发现过程进行简要描述；二是对已经掌握的事件特征如三间分布等进行扼要的描述，简要分析对事件性质、波及范围以及危害程度等的判断；三是报告基于目前的情况和趋势，业已开展的工作、采取的措施，并就需进一步采取的措施提出建议。

2. 提交卫生行政部门的行政报告

(1) 从撰写的内容来考虑：要注意从报告的受众（行政领导）角度来考虑问题，不同层级和不同风格的行政领导考虑问题的角度和关注的重点可能不同。要注意参考借鉴既往发生同类或者其他类突发公共卫生事件后，曾经提交的行政报告。要按照初报要快、续报要准、终报要细的原则来报送疫情信息。报告作为陈述性公文，要注意简单明确交代清楚事件发生发展的主要情况，风险趋势的研判，已经采取的措施和下一步的工作计划建议。一般不在行政报告中使用图表等辅助展示工具，除非是要传递表达关键信息（如结构图、流程图、传播链等）。要注意查阅相关的政策文件以及相关行政领导的指示批示意见。要注意避免过于专业的用词或者使用缩写，如用“PHEIC”指代“国际关注的突发公共卫生事件”，或者直接使用未有广泛共识的“四应四必”等。

(2) 从撰写的步骤来考虑：撰写行政报告要注意结合专业部门的业务报告内容。行政报告初稿形成后报出前要请相关人员审核把关。行政报告的行文结构和字体使用等要符合政府公文的要求（如正文使用仿宋GB2312体三号字等）。

问题9　假设你是联合调查组的组长，针对Z中学你会如何提出下一步工作建议？

1. 查明流行病学病因，病原通过何种传播途径（食源、水源、污染的环境、空气、密切接触等）传播，提出针对特异的控制措施。

2. 建议Z中学启动学校突发公共卫生事件应急预案。由各班班主任老师配合校医，开展病例的搜索和问卷调查，由校医汇总后报告S区疾控中心。

3. 考虑到皮炎为体育课上接触毛毛虫的可能性大，建议学校暂停在有毛毛虫的树荫下活动。

4. 学校芒果树开展杀虫。

问题10　如果你是S区疾控中心的调查人员，接下来应立即开展的工作有哪些？为什么？

1. 完善病例定义，开展回顾性病例队列研究。理由：为验证假设，初步怀疑在长着毛毛虫的芒果树下上体育课。调查组在556名初二年级学生中开展回顾性队列研究，设计统一的调查问卷由学生自填，了解学生在6月13日和14日两天上体育课的情况以及体育课上的活动情况。

2. 到芒果树下收集毛毛虫，请农学相关的专家进行专业鉴定分类。

3. 查询并梳理毛毛虫导致过敏性皮炎疫情的相关文献，重点关注可能导致过敏性皮炎疫情的毛毛虫种类、疫情特点、防控措施等。

问题11　暴发调查的问卷设计应该包括哪些内容？

暴发调查中完整的调查问卷应该包括以下内容：标题、问卷编号、基本情况部分（包括病例的人口学和社会学信息、基础疾病史、疫苗接种史、过敏史等）、临床发病和诊疗信息（发病时间、首发症状、临床表现、疾病严重程度分级、临床一般检查、辅助检查、临床诊断等）、实验室检测[抗原、抗体、核酸检测、基因组测序、病毒分离或细菌培养、脉冲场凝胶电泳（PFGE）等特异性实验室检测结果]、流行病学部分（可疑食物、水、环境、物品、人员的暴露史，活动轨迹，现场卫生学调查等）、调查人员和调查时间。

问题12 你怎样解读这个流行曲线的特点？

流行曲线图提示病例最早发病时间在12日凌晨，最晚在15日8时，持续时间为3～4d，发病高峰期出现在14日0—16时。病例分布主要集中在初二年级，初一年级的病例属于特殊病例，应当进行专门的调查访谈。本次疫情可能是短时间的危险因素暴露导致，一次性暴露或者短期的同源性暴露导致。疾病的潜伏期相对比较短，疫情持续的时间（首例末例的时间间隔）有限。采取干预手段后，疫情流行强度快速下降，并在短期内降至零新增。后续通过一定时间的观察，无新增病例。没有发现发病时间离群的特殊病例。

问题13 暴发疫情现场采样工作中，应当注意遵循什么原则？

1. 与实验室进行必要的沟通。由于不同实验室的检验程序、检测项目和检测方法都不尽相同，对样本种类及采集、运送要求也不完全一致，因此采样之前需提前与实验室从事检测工作的人员联系沟通。由实验室提供必要的技术指导，有时需要实验室配合提供采样所需工具，当然最好是实验室直接派出专业人员在现场进行采样指导。

2. 实验结果与现场采集的样本质量密切相关。因此现场工作人员在遇到可能是病原微生物引起的事件时，应遵守以下采样原则。

（1）想方设法尽快获得生物样本（人体血液、尿液、呕吐物、粪便等生物样本）。

（2）尽可能控制外界污染和干扰，当采集多个样本时应注意采取措施防止交叉污染。

（3）尽快妥善保存（保温、冷藏或冷冻）样本，以防止病原微生物死亡或降解导致无法检出。

（4）在采样时间的把握方面，用于分离培养微生物的样本，应尽可能在急性期和使用抗生素之前采集。若已使用抗生素则需加入药物拮抗剂，如加入青霉素酶拮抗青霉素，氨苯甲酸拮抗磺胺等。用于微生物抗体检测的血液样本，应采集急性期和恢复期2份样本。对不同的疾病需要采集的样本种类、检测目的、采样时间及采样要求也不尽一致，需依据所检测微生物确定。用于病毒分离和病毒抗原检测的样本，应在发病初期和急性期采样。病毒分类样本最好在发病1～2d采取。

（5）棉拭子和木质拭子棒类材料中含有核酸扩增抑制剂，因此采集用于检测核酸的样本，如采集咽拭子或肛拭子等时不能使用这类材料，而应使用灭菌人造纤维拭子和塑料棒。

问题14 针对本次暴发疫情请你提出病因假设，并说出主要依据。

病因假设是这是一起发生在S区Z中学的学生中，因学生上体育课期间在芒果树下练习排球垫球时，排球落至地上接触到地面上的蛾幼虫毒毛所致。主要依据如下：

1. 多数病例反映皮疹是在上完体育课后出现的，遂向学校老师了解学生体育课情况。

2. 该校初三年级这学期没有体育课，初一和初二年级有体育课但上课地点不同。初一年级在操场的开阔地带上体育课；初二年级因排球课考试集中在操场芒果树下的阴凉处练习排球垫球（用前臂垫球），没有病例的三个班级在此次疫情前均未上体育课。现场观察发现芒果树下有很多毛虫。初一年级的4名病例反映他们在体育课时参加了初二学生的排球垫球练习。

3. 全校师生均饮用市政管网的自来水，学校没有食堂，学生在学校无其他食品、饮料，病例主要发生在初二年级，因此由饮水或食物导致暴发的可能性较小。

问题15 你建议采取何种分析流行病学研究的方法，为什么？

针对本次暴发疫情，病例对照研究和回顾性队列研究都是适用的。两者在循证医学证据分级中的级别也比较接近。病例对照研究特别适用于罕见病的研究，而且往往是罕见病病因研究的唯一选择。在现场调查中需要短时间内快速查找可疑危险因素，或者人力、物力无法满足充分调查时，病例对照研究也是较好选择。一般当疫情波及社区人群，影响范围广泛时，病例对照研究更加高效。

与病例对照研究相比，回顾性队列研究具备队列研究的一些优点，可直接计算发病率、病死率，以及RR和AR等反映疾病危险关联的指标，对我们认识暴发疾病的自然史更有帮助，而且队列研究的样本量相对较大，结果更稳定。

本次调查采用回顾性队列研究效果更好，因为学校对本次调查十分重视，配合程度高，全体学生和教职员工的暴露史及发病情况都易获得；病例的暴露史较明确、单一；病例的暴露情况易于调查获得；毛毛虫毒毛导致的皮炎不属于罕见疾病。

问题16 如何解释这个回顾性队列研究的结果？

556名学生全部应答，应答率为100%。上体育课的学生皮炎罹患率为20%(74/369)，未上体育课学生的罹患率为1.6%(3/187)(*RR*=13，95%*CI*：4.0～39)。进一步对上体育课的369名学生进行分析，单因素分析结果显示在芒果树下练习排球垫球增加发病风险(*RR*=5.5，95%*CI*：2.8～11)，而练习排球垫球后及时洗手臂具有保护作用(*RR*=0.58，95%*CI*：0.39～0.87)。

问题17 为什么要组织对本次突发公共卫生事件进行风险评估？你建议采取何种风险评估的方法？理由是什么？

1.《中华人民共和国突发事件应对法》中规定，各级政府应当及时汇总分析突发事件隐患和预警信息，必要时组织相关部门、专业技术人员、专家学者进行会商，对发生突发事件的可能性及其可能造成的影响进行评估，并采取恰当的风险管理措施。2012年卫生部出台的《突发公共卫生事件风险评估管理办法》中规定，各级疾病预防控制机构及其他相关医疗卫生机构应当根据需要，开展职责范围内的专题风险评估。省级、地市级、县级疾病预防控制机构应当分别对本辖区内的重大、较大和一般突发公共卫生事件开展专题风险评估。

2.建议采取专家会商法。专家会商法是由参与会商的专家根据评估的内容及相关信息，结合自身的知识和经验进行充分讨论，提出风险评估的相关意见和建议，会商组织者根据专家意见进行归纳整理，形成风险评估报告。事先明确会商目标，准备好背景材料、问题清单、议程，主持人首先介绍背景，按照议程和问题清单组织大家讨论，尽量多发现问题。专家会商法组织实施相对简单、快速，不同专家可以充分交换意见，评估时考虑的内容可能更加全面。在突发公共卫生事件风险评估工作中，专家会商法是最常用的评估方法。

问题18 请你初拟一份针对突发公共卫生事件的风险评估报告撰写框架。

1.评估缘由

2.评估目的

3.评估方法及资料来源

4. 风险识别信息

(1) 事件发生概况及相关背景

(2) 关键知识文献综述

(3) 已采取的措施或已具备的应对能力

5. 评估结果及其依据

(1) 发生的可能性等级及依据

(2) 后果的严重性等级及依据

(3) 事件风险等级判定

(4) 不确定性

6. 风险管理建议

附:参加评估专家人员名单

问题19　学校中的突发公共卫生事件,假如启动应急响应后,卫生行政部门应注意组织做好哪些工作?

1. 负责组织接诊病例的医疗机构制订最佳救治方案,积极对健康受到危害的人员进行医疗救治,尽可能降低事件的健康损害。

2. 负责组织疾病预防控制机构对事件现场进行流行病学调查和处置,及时提交事件流行病学调查报告。在规定时限内进行突发公共卫生事件的网络直报。

3. 开展事件溯源调查和相关实验室检测鉴定等工作。

4. 如果涉及农业等其他部门的,要及时将事件通报给相应部门。

问题20　学校发生类似的聚集性疫情后,应遵循怎样的信息报送流程?

1. 学校应该制定并执行传染病疫情及相关突发公共卫生事件信息报告制度,明确报告标准、责任人、时限和流程。

2. 校长为本单位传染病疫情报告的第一责任人,统筹管理疫情报告工作。疫情报告人一般由校医兼任,具体负责报告工作。

3. 发现传染病类或食物中毒类的聚集性疫情后,学校疫情报告人应及时报告学校领导和辖区疾控中心,食物中毒类聚集性疫情要报告辖区市场监管部门。按照属地化管理的原则,区(县)疾控中心或市场监管部门组织对事件进行核实、调查,统一病例数等核心信息的口径并向学校反馈,由学校报告主管教育行政部门。如发现事件可能达到突发公共卫生事件相关信息报告的阈值,则由区(县)卫生行政部门或市场监管部门组织专家对事件进行定级。定级为未分级事件的,由专业部门负责追踪监测、调查、处置;定级为一般事件(Ⅳ级)的,由区(县)级政府部门启动应急响应并为主负责调查处置;定级为较大事件(Ⅲ级)的,由地市级政府部门启动应急响应并为主负责调查处置。

问题21　针对本起事件调查处置的不同阶段,你可以提出哪些方面控制的措施建议?

在提出针对突发公共卫生事件的控制措施建议时,总体上可分为短期的控制措施和长期的控制措施,另外针对不同的调查阶段提出相应的防控建议。

1. 调查初始阶段,6月14日下午搜索病例,病例分布在初二年级9个班级,邀请临床医生一起参与，主要以控制皮炎症状为主。到班级摸排典型病例和指征病例。找老师访谈，了解学校存在的危险因素。

2. 调查中期，6月14日晚上，根据访谈的情况连夜编制调查问卷。6月15日上午，将问卷发到初二学生手上，并通过校广播统一培训问卷填写要求。安排调查人员到班级答疑，并在确认无填写漏项后，回收问卷。收集操场上芒果树下的毛毛虫，请农业科学院的专家鉴定。

3. 调查后期，本次疫情中病例的皮疹主要出现在手臂部位，身体其他部位如颈部、躯干和足部等部位皮疹则非常少见；此外，病例主要分布在初二年级学生。这些特征提示本次疫情由风将蛾幼虫毒毛吹到人身体上的可能性较小。如果是由风将蛾幼虫毒毛吹到人身体上，病例的分布应该不会仅集中在初二年级，而且皮疹的部位也不应仅出现在手臂部位。尽管本次调查未能从病例皮疹部位直接发现蛾幼虫毒毛，但根据病例皮疹出现在手臂部位以及初二年级学生在芒果树下进行排球垫球练习的活动史，判断本次疫情可能是学生在练习垫球时，排球接触到落在地面的蛾幼虫毒毛所致。

4. 为预防毒蛾幼虫皮炎再次发生，建议学校在毒蛾幼虫繁殖季节对校园内树木开展杀虫工作，并教育学生在毒蛾幼虫繁殖季节不要在树下活动，活动后要及时清洗手臂等暴露部位。鉴于S区树木生长繁茂，芒果树在公园和街道旁常见，今后应建立预测预警模型，为及时有效防控此类疫情提供保障。

问题22　如果你是市级卫生行政部门负责宣传沟通的人员，应当如何开展针对性的应急风险沟通工作？如果是接受媒体采访，应注意哪些事项？

1. 风险沟通是突发公共卫生事件应急处置工作中的一个重要组成部分，是组织决策的前提和基础，也是政府部门、专业机构、公众和媒体之间建立的理性沟通桥梁。卫生应急的风险沟通需要坚持以下基本原则：提早准备、及时主动、信息真实、口径一致（如病例数、住院数、死亡人数等）、有利应对、维护信任。

2. 一定要统一信息口径，面向媒体要有新闻通稿。在突发公共卫生事件发生和处理的过程中，实时发布新闻通稿是常用的媒体沟通方式，也是新闻发布会必须准备的材料。新闻通稿应当包括以下基本要素：发生了什么事情，什么时间发生的，发生在什么地点，事件与哪些人有关，为什么会发生事件，怎么发生的。一般在通稿中要把要素交代清楚，且篇幅不要太长，把最希望传递出去的信息传递出去，保证新闻报道客观、集中、有力。

3. 接受媒体的采访是媒体沟通的重要方式，有助于快速、权威地传播事实真相。接受媒体采访应当注意遵循一定的程序，应得到上级领导的授权；了解媒体的主要兴趣点和需求；提前准备问答口径，计划好要传递的核心信息；简单了解面对的采访记者；选择合适的采访地点；时间允许的情况下可以提前预演；自己注意对采访内容录音备份；主动要求审核新闻稿件；保持对采访信息的关注和受众反馈情况。

问题23　你认为本次现场调查存在哪些局限性和不足之处？

本次调查没有开展动物实验和人体试验，所以从证据强度来讲有一定的局限性。无法直接证明双线盗毒蛾的幼虫刚毛直接引起了本次过敏性皮炎暴发疫情，在今后类似的调查中可以考虑开展动物致敏实验或者人体试验。本次调查虽然采集了毒蛾幼虫送专业机构进行了生物学鉴定，但是缺乏对毒蛾幼虫发育蜕皮周期的观察和确认，对疫情高峰的突然出现与校内芒果树上毒蛾幼虫发育周期的关系没有确切的证据。该市地处亚热带地区，绿化覆盖率高，校园内外树木生长繁茂，芒果树是常见的绿化树种，目前疾控部门对容易引发毒蛾幼虫所致的皮炎疫情认识不足，对危险因素的分布情况掌握不清，与园林和农业部门之间的信息沟通不畅。后续可以通过联合风险评估、联防联控会议等形式，加强跨部门的合作和信息互通。

问题 24　突发公共卫生事件的应急响应结束，疾控机构应及时对“突发公共卫生事件管理信息系统”中的报告信息进行结案报告。请问结案报告的主要内容包括哪些？

1. 标题。

2. 接报过程与调查目的。

3. 本次调查的摘要。

4. 调查方法，包括病例定义、搜索病例、访谈、问卷调查、采样检测、数据分析统计等的方法。

5. 调查结果

（1）疫情概况，包括罹患率、波及人口、病死率等。

（2）临床症状，包括首例病例、典型病例、特殊病例等。

（3）三间分布，包括时间分布、空间分布、人群分布。

（4）现场卫生学调查。

（5）提出假设和验证假设，包括病例对照、队列研究、动物实验等。

（6）实验室检测结果。

6. 调查结论，即总结支持结论的临床症状结果、流行病学结果、实验室结果，说明主要支持结论的依据。

7. 已采取的控制措施。

8. 进一步的工作建议。

9. 本次调查的经验教训、经济效益总结评估。

10. 报告撰写单位落款、撰写日期。

（王明斋　阮菁如）

第十一章 一起蚕豆食物中毒事件

学习目的

1. 熟悉食源性疾病处置流程和分析思路。
2. 掌握队列研究分析方法。
3. 了解食源性疾病暴发的病因推断方法。

第一部分 背 景

2017年12月16日16时50分，B县疾控中心接到CL医院电话报告：今日接诊23例呕吐、腹泻患者，全部来自HL公司。接到报告后，B县疾控中心立即组织专业人员赶赴现场开展现场流行病学调查、现场卫生学调查及实验室采样检测。

问题1 突发公共卫生事件中食物中毒事件的分级报告标准是什么？

问题2 该事件是否属于突发公共卫生事件？是否需要立即开展调查？

第二部分 现场调查

一、基本情况调查

HL公司约有2 000名员工，有90余名回族员工。因为民族习俗，回族员工就餐场所为公司内回族员工专用餐厅。目前患者均为回族员工。

问题3 该事件的初步现场调查应该收集哪些信息和资料？

问题4 针对这起事件，病例个案调查应包括哪些内容？

二、初步现场调查

调查组通过走访部分病例，了解到病例主要表现为恶心、呕吐、腹痛、头痛，部分病例伴腹泻、发热等症状。截至12月17日，共搜索报告病例28例。

对该公司附近的居民进行调查，同时检索在医疗机构就诊记录，未发现该公司附近居民有类似症状出现。

问题5 本起事件的病例定义包含哪些要素？与疾病诊断标准有何不同？

问题6 本起事件的病例定义中是否应包含流行病学危险因素？为什么？

问题 7 请设计一份现场调查表。

三、病例定义与病例搜索

（一）病例定义

疑似病例：2017 年 12 月 15 日—16 日在 HL 公司就餐者，出现恶心、呕吐、腹痛、头痛、腹泻、发热等症状之一者。

（二）病例搜索

主要通过查阅医院门诊及急诊登记记录，公司员工及家属访谈等方式进行病例搜索，设计登记表，收集病例个人信息、医疗信息、临床表现及 72h 饮食史等资料。

（三）临床表现

28 例病例主要以恶心、呕吐、腹痛、头痛为主，具体症状包括恶心（占 100.00%）、呕吐（占 96.43%）、腹痛（占 85.71%）、头痛（占 60.71%）（表 11-1）。

表 11-1 28 例病例临床表现

症状	病例数 / 例	百分率 /%
恶心	28	100.00
呕吐	27	96.43
腹痛	24	85.71
头痛	17	60.71
腹泻	9	32.14
其他	5	17.86
发热	1	3.57

问题 8 可能引起上述症状的疾病暴发的主要病因种类有哪些？

四、描述性流行病学分析

病例发病均为 12 月 16 日，大致分布在 12 月 16 日 12 时—15 时。流行曲线（图 11-1）符合食物中毒点源暴露的流行特征。

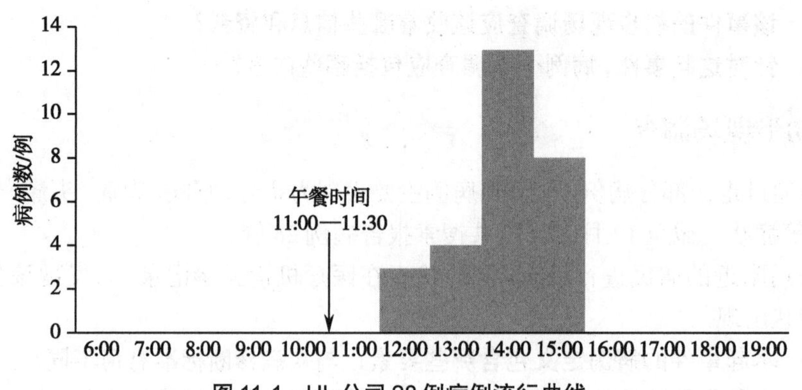

图 11-1 HL 公司 28 例病例流行曲线

28 例病例均为回族，只在回族餐厅就餐。其中男性 16 例，女性 12 例。发病年龄最小 17 岁，最大 46 岁。

问题 9　流行曲线有哪些作用？

问题 10　点源暴露模式中，如何推算可疑暴露时间？

五、危险因素分析

通过对该公司的现场调查发现，周边地区无类似病例增多的情况，所有职工及家属饮用水未发现异常情况。28 例病例均有 15 日和 16 日在回族餐厅的共同就餐史。有 8 位病例未吃 16 日回族餐厅早餐、5 位病例未吃 15 日回族餐厅晚餐，基本排除 16 日早餐和 15 日晚餐食品引起的食源性疾病暴发。队列研究结果显示，16 日午餐食用菜豆（又名四季豆）的罹患率为 68.3%，未食用者的罹患率为 11.1%，*RR* 值为 6.1（95%*CI*：1.95～152.50），提示本事件与食用菜豆有关（表 11-2）。

表 11-2　回顾性队列研究结果

餐次	食物	食用者			未食用者			*RR*	95%*CI*
		病例数 / 人	总人数 / 人	罹患率 /%	病例数 / 人	总人数 / 人	罹患率 /%		
16 日午餐	菜豆	28	41	68.3	1	8	12.5	6.1	1.95～152.50
	土豆	24	42	57.1	4	7	57.1	1.0	0.50～2.0
	米饭	21	39	53.8	7	10	70.0	0.8	0.47～1.27
15 日午餐	大白菜	23	40	57.5	5	9	55.6	1.0	0.55～1.97
	蒜苗	22	41	53.7	6	8	75.0	0.7	0.44～1.17
	米饭	26	44	59.1	2	5	40.0	1.4	0.48～4.35

问题 11　你建议采取何种分析流行病学研究的方法，为什么？

六、卫生学调查

回族餐厅共有 3 名工作人员，16 日早餐提供馒头和粥，午餐提供菜豆、土豆和米饭。馒头为 15 日下午员工制作完成后冷藏保存，16 日早上蒸热后食用，粥为当天早上熬制。午餐食品均为当天上午 9 时 30 分左右开始制作，菜豆约 15kg，制作方法为先开水烫煮 6～8min 后捞起，然后分两批炒制。土豆平均 2d 采购 1 次，每次 30kg 供餐厅 2d 使用，餐厅剩余土豆未发现发芽、腐烂等情况。16 日午餐的菜豆是餐厅第一次制作，以前从未制作过菜豆。流行病学调查发现，大部分病例反映菜豆比较生，感觉没烧熟。

问题 12　如何开展现场卫生学调查？

七、实验室检测

采集病例呕吐物 1 份、食品 6 份、环境标本 3 份，进行实验室检验，检验项目为金黄色葡萄球菌、副溶血性弧菌和沙门菌。检验结果显示，以上 10 份标本均未检出这 3 种致病菌。

第三部分 调查结论

本次事件可能是因为HL公司回族餐厅在菜豆加工过程中未彻底煮熟，由菜豆中的皂苷、植物凝集素等毒素引起的食源性疾病暴发事件。可疑餐次和危险食物为12月16日午餐的菜豆。依据如下：

1. 临床表现　病例症状除恶心、呕吐、腹痛、腹泻等消化道症状外，还有部分病例出现头痛、头晕，符合菜豆（皂苷、植物凝集素）引起的食源性疾病临床表现。

2. 潜伏期　估计暴露为12月16日午餐，潜伏期1～4h时，平均潜伏期3h，与菜豆（皂苷、植物凝集素）引起的食源性疾病潜伏期特征符合。

3. 回顾性队列分析　对15日和16日午餐各食品进行回顾性队列分析，结果提示菜豆*RR*值为6.1，风险值最大。

4. 现场卫生学调查结果提示　菜豆中的皂苷、植物凝集素对高温不稳定，彻底熟制后会被变性破坏。HL公司回族餐厅16日午餐虽然炒菜豆之前有烫煮6～8min，但因为加工为大批量（约15kg）制作，菜豆中的毒素可能并未完全被破坏。

第四部分 控制措施

1. 午餐菜豆还剩余半盆约2.5kg，采样后嘱餐厅工作人员丢弃不能再食用。

2. 建议加强食品安全健康宣传教育，特别是学校、工厂等集体场所食堂管理人员的食品安全风险知识教育。食物加工过程中要生熟分开，避免交叉污染，食物制作要煮熟煮透，食物保存要在60℃以上或5℃以下，室温放置不得超过2h。

3. HL公司回族餐厅主要食品土豆、面粉、牛肉等要把好质量关，土豆出现发芽情况不能再食用，各种食物原料的采购和保存都要符合要求。

参考答案

问题1　突发公共卫生事件中食物中毒事件的分级报告标准是什么？

突发公共卫生事件是指突然发生，造成或可能造成社会公众健康严重损害的重大传染病疫情、群体性不明原因疾病，重大食物和职业中毒以及其他严重影响公众健康的事件。

重大食物中毒和职业中毒事件指由于食品污染和职业危害的原因，造成的人数众多或者伤亡较重的中毒事件。

根据突发公共卫生事件的性质、危害程度、涉及范围，突发公共卫生事件可划分为特别重大（Ⅰ级）、重大（Ⅱ级）、较大（Ⅲ级）和一般（Ⅳ级）4级，依次用红色、橙色、黄色和蓝色进行预警。按照《国家突发公共卫生事件应急预案》，食物中毒事件可分为重大（Ⅱ级）、较大（Ⅲ级）和一般（Ⅳ级）3个级别：重大（Ⅱ级）事件为一次食物中毒人数超过100人并出现死亡病例，或出现10例以上死亡病例；较大（Ⅲ级）事件为一次食物中毒人数超过100人，或出现死亡病例；一般（Ⅳ级）事件为一次食物中毒人数30～99人，未出现死亡病例。按照《国家突发公共卫生事件相关信息报告管理工作规范（试行）》，食物中毒事件包括：一次食物中毒人数30人及以上或死亡1人及以上；学校、幼儿园、建筑工地等集体单位发生食物中毒，一次中毒人数5人及以上或死亡1人及以上；地区性或全国性重要活动期间发生食物中毒，一次中毒人数5人及以上或死亡1人及以上。

问题2　该事件是否属于突发公共卫生事件？是否需要立即开展调查？

根据《突发公共卫生事件分级标准》，目前医院只报告了23例病例，还未达到报告标准。但由于该起食物中毒事件有聚集性质，共同暴露（就餐）人员在午餐后共同发病，并且具有相同临床表现和症状，但引起该起事件的现在原因不明，未掌握是否还有其他人员发病在其他医院就诊而未报告等情况下，应立即前往医院和现场开展调查。

问题3　该事件的初步现场调查应该收集哪些信息和资料？

1. 个案调查　首先应对患者进行详细的流行病学个案调查；同时患者家庭成员、邻居、临床医生以及其他近期密切接触人员必要时也应进行调查。

2. 现场观察　仔细查看了解患者现场实际情况，如近期饮食饮水卫生情况、生活/工作地点卫生管理情况、患者近期人员接触情况等。

3. 样本采集　为明确可疑传染源或传播途径，确定周边人员和环境的污染情况，可采集相关人员的生物学样本、周边环境卫生样本、近期食物和饮水样本。

问题4　针对这起事件，病例个案调查应包括哪些内容？

个案调查应包括以下内容：

1. 识别信息，如姓名、性别、年龄、身份证号、联系电话、职业、工作单位、家庭住址等。
2. 临床发病及治疗信息，如发病日期、症状体征、病程、治疗效果等。
3. 实验室检测结果。
4. 流行病学情况。
5. 调查人员信息、日期。

问题5　本起事件的病例定义包含哪些要素？与疾病诊断标准有何不同？

病例定义是现场流行病学的基本步骤，而且也是暴发调查的难点和关键点。暴发调查的病例定义是一个确定被调查对象是否纳入病例的统一标准，是统计发病人数的流行病学工具，需要同时考虑到敏感性和特异性的问题。病例定义直接决定了暴发调查中的病例数，并间接影响突发公共卫生事件的定级和应急响应。病例定义应当简洁，具有可操作性，可随调查进展进行调整。

病例定义的要素包括流行病学标准、临床判断标准和实验室特异性检查结果。流行病学标准包括时间（如往前推首发病例发病前1～2个疾病最长潜伏期）、地点（如某学校、某社区）、人群（如某旅行团的全体游客和导游）；临床判断标准包括症状体征（如发热、呕吐、腹泻、皮疹等），临床一般检查（如血常规、尿常规、影像学检查等），特异性药物治疗有效（如维生素K_1治疗抗凝血鼠药中毒、亚甲蓝治疗亚硝酸盐中毒等）；实验室特异性检查结果包括抗原抗体检测、PCR检测、病原培养分离结果等。

病例定义不同于疾病诊断标准，是为了特定的现场调查设计的，通常采用“某时间、某区域内、某人群中具有某临床特征的人”这样的形式，并按确定程度分为疑似病例、可能病例和确诊病例。而疾病的诊断标准是供临床专业人员使用，为疾病监测、诊疗服务等设计的，注重敏感性和特异性，一般有行业标准，具有稳定性。

问题6 本起事件的病例定义中是否应包含流行病学危险因素？为什么？

病例定义中是否应包含流行病学危险因素不应一概而论。通常在暴发调查初期，流行病学的危险因素未查明，或有重点可疑危险因素但需要进一步调查分析验证，则在病例定义时不应把可疑危险因素作为病例定义的条件，否则无法对该因素进行分析。但是在食物中毒事件中，当可疑的危险因素已经得到证实，在进行病例数统计并正式报告时则应纳入，以提高特异性，保证病例是“真病例”。

问题7 请设计一份现场调查表。

个案调查表

第一部分 基本信息

1. 被调查对象类别（根据临床信息调查结果进行判定）：

疑似病例□ 可能病例□ 确诊病例□ 非病例□

2. 姓名：

3. 性别：男性□ 女性□

4. 出生日期： 年 月（年龄： 岁）

5. 职业：

6. 家庭住址：

7. 电话号码：

第二部分 临床发病及治疗信息

8. 从病例定义中起始时间至调查之日，您是否出现腹泻、腹痛、恶心、呕吐、发热、头痛、头晕等任何不适症状？是□ 否□（跳转至问题15）。

9. 发病时间： 月 日 时（如不能确定几时，可注明上午、下午、上半夜、下半夜）。

10. 首发症状：

11. 是否有以下症状（请对以下列出的疾病相关症状进行询问并在“□”中画√）。

腹泻	有□（ 次/d）	无□	不确定□	持续时间	□□□
腹痛	有□（ 次/d）	无□	不确定□	持续时间	□□□
恶心	有□（ 次/d）	无□	不确定□	持续时间	□□□
呕吐	有□（ 次/d）	无□	不确定□	持续时间	□□□
发热	有□（ 次/d）	无□	不确定□	持续时间	□□□
头痛	有□（ 次/d）	无□	不确定□	持续时间	□□□

其他症状（详细注明）：

12. 是否就诊：否□ 是□（门诊□ 急诊□ 住院□，住院天数 d）。
13. 是否采样：否□ 是□，采样时间 月 日 时。
样本名称
检验指标
检验结果
14. 医院诊断：
医院用药：
药物治疗效果：
15. 是否自行服药 否□ 是□，药物名称：

第三部分 饮食暴露信息

16. 发病前三天进餐情况及同餐者情况

日期	餐次	进餐地点	食物名称	同餐者人数	同餐者发病人数
发病前一天 __月__日	早餐				
	午餐				
	晚餐				
发病前两天 __月__日	早餐				
	午餐				
	晚餐				
发病前三天 __月__日	早餐				
	午餐				
	晚餐				

（根据致病因子的潜伏期确定需要调查的饮食史时间范围，如需调查发病前更长时间的饮食史，可直接在该表末进行追加）

17. 您认为哪一个餐次或哪一种食品可能造成您这次发病？
餐次（可直接填写序号）：
食品名称：

第四部分 其他可疑暴露信息

18. 发病前与已知病例接触？无□ 有□ 如有则填写：
（1）姓名：
（2）地址：
（3）联系电话：
（4）接触时间： 年 月 日 时 分。
19. 发病前外出史：无□ 有□
（1）外出时间： 年 月 日。
（2）地点：

20. 发病前是否参加了某项或多项集体活动（集体活动包括婚礼、聚餐或宴会、野餐活动、表演、展览会、商品交易、学校活动等等）？否□ 是□（如“是”填写下表）。

活动名称	活动时间（年/月/日）	活动地点	参加人数/人	参加者中病例人数/人	供餐方式[1围餐；2自助餐；3外送；4自带；5其他(注明)]

21. 发病前特殊机构到访史：无□　　有□（如“有”应注明有关情况）

到访机构	是否有类似疾病暴发			联系人及联系方式
(1) 医疗机构□	是□	否□	不知道□	
(2) 看护机构□	是□	否□	不知道□	
(3) 托幼机构□	是□	否□	不知道□	
(4) 学校□	是□	否□	不知道□	
(5) 食品生产加工机构□	是□	否□	不知道□	
(6) 其他□	是□	否□	不知道□	

22. 是否饲养宠物和家禽畜：否□　是□，动物名称：
23. 发病前一周饮用水来源：
(1) 市政供水：否□　是□　处理方式：烧水□　生水□
(2) 自备井水：否□　是□　处理方式：烧水□　生水□
(3) 未经处理的河水、池塘水、湖水、山泉水：否□　是□
(4) 瓶装水：否□　是□　品牌：
24. 近期当地的特殊情况（如集中灭四害、农田喷洒农药等）：
25. 近期免疫接种情况：无□　　有□
26. 是否还有其他经口接触（如成人吸烟，儿童吮指、咬奶嘴等）：无□　有□

问题8　可能引起上述症状的疾病暴发的主要病因种类有哪些?

主要包括：①细菌和细菌毒素，包括蜡样芽孢杆菌、空肠弯曲杆菌、肉毒梭菌（始发症状）、沙门菌属，非伤寒、志贺菌属、金黄色葡萄球菌、副溶血性弧菌、弗氏耶尔森菌等；②病毒，如诺如病毒、轮状病毒；③寄生虫，如溶组织内阿米巴、蓝氏贾第鞭毛虫、隐孢子虫属；④毒物，如重金属（尤其是镉、铜、锑、锡）、蘑菇、鱼和贝（如鲭组蛋白、拉美鱼肉毒）、杀虫剂、药物、硼酸；⑤其他，如精神心理因素、辐射。

问题9　流行曲线有哪些作用?

流行曲线（又称短曲线）是一种提供流行强度和时间周期的简单视觉二维图。流行曲线 X 轴表示时间，Y 轴表示病例数。因为时间是连续的，流行曲线画成柱状图（相邻的柱没有间隙），不画成条形图。

时间单位一定与 X 轴长度相一致，例如，“1/4”一定等于 X 轴上的一天。对于一张曲线图，X 轴上最适合的时间单位根据疾病的潜伏期、疾病分布的时间长度以及希望用曲线图表达的目的来决定。经验表明间隔单位应该是可疑疾病潜伏期的1/8～1/3长度（例如，粗略1/4)。如果流行前期资料可以利用,X轴应该在流行前开始为好。

如果X轴和Y轴的间隔单位长度是相等的,流行曲线最有真实性。这样,在一个时间间隔的1例病例由一个方格表示。并不是所有的流行病学家在纵轴上画横线看起来像一堆盒子。通常,每个盒子代表1例病例。如果病例多,每个盒子可以代表5~10例病例甚至更多。如果较多的盒子被用,则图例应该包括显示盒子代表多少病例。

流行曲线是流行病学家的基本工具,因为它能提供较多的信息:

1. 流行曲线显示在流行时间跨度上一目了然,它能区别流行病和地方病。在曲线图上可能发现有关联的事件。

2. 流行曲线的形状可以提供人群中传播类型的线索(例如:点与多源与传播)。(然而,注意改变X轴上的间隔可能完全改变了曲线的形状)。

3. 流行曲线显示流行过程是仍在上升阶段、下降阶段或流行已结束。这个信息是形成预测下一个时间间隔是否将发生什么程度疾病的基础。

4. 流行曲线可以用来评价比如解决一个问题,卫生健康部门花了多长时间;以及干预措施的效果。

5. 极端值与流行曲线不一致的病例容易辨认。这些极端值可能提供重要的线索。一例早期病例可能反映背景情况或无关病例、一个流行来源或比多数病例暴露更早的人。同样地,后期病例可能是无关病例、长潜伏期病例、续发病例或是比大多数病例暴露更晚的病例。这些极端值值得仔细检查,因为如果它们是暴发的一部分,它们不寻常的暴露可能直接地指向传染来源。

问题10 点源暴露模式中,如何推算可疑暴露时间?

首例病例往前推最短潜伏期;末例病例往前推最长潜伏期;发病的中位数往前推平均潜伏期;3个时间节点组成的时间段,即为可能的暴露时间。如果点源暴露的病原体未知,可以认为首、末例病例的间隔时间约等于平均潜伏期。如果是用于推断食物中毒事件的暴露餐次,应在推算时间对应餐次的前后各增加一个餐次。

问题11 你建议采取何种分析流行病学研究的方法,为什么?

本次调查采用回顾性队列研究效果更好,因为公司员工的暴露史和发病情况都易获得;病例的暴露史较明确、单一;病例的暴露情况易于调查获得;菜豆中毒不属于罕见疾病。

问题12 如何开展现场卫生学调查?

食品卫生学调查不同于日常监督检查,应针对可疑食品污染来源、途径及其影响因素,对相关食品种植、养殖、生产、加工、储存、运输、销售各环节开展卫生学调查,以验证现场流行病学调查结果,为查明事故原因、采取预防控制措施提供依据。食品卫生学调查应在发现可疑食品线索后尽早开展。

1. 调查方法与内容　调查方法包括访谈相关人员,查阅相关记录,进行现场勘查、样本采集等。

(1) 访谈相关人员:访谈对象包括可疑食品生产经营单位负责人、加工制作人员及其他知情人员等。访谈内容包括可疑食品的原料及配方、生产工艺,加工过程的操作情况及是否出现停水、停电、设备故障等异常情况，从业人员中是否有发热、腹泻、皮肤病或化脓性伤口等。

(2) 查阅相关记录：查阅可疑食品进货记录、可疑餐次的食谱或可疑食品的配方、生产加工工艺流程图、生产车间平面布局图等资料，生产加工过程关键环节时间、温度等记录，设备维修、清洁、消毒记录，食品加工人员的出勤记录，可疑食品销售和分配记录等。

(3) 现场勘查：在访谈和查阅资料基础上，可绘制流程图，标出可能的危害环节和危害因素，初步分析污染原因和途径，便于进行现场勘查和采样。现场勘查应当重点围绕可疑食品从原材料、生产加工、成品存放等环节存在的问题进行，见表11-3。

1) 原材料：根据食品配方或配料，勘查原料储存场所的卫生状况、原料包装有无破损情况、是否与有毒有害物质混放，测量储存场所内的温度；检查用于食品加工制作前的感官状况是否正常，是否使用高风险食品，是否误用有毒有害物质或者含有有毒有害物质的原料等。

2) 配方：食品配方中是否存在超量或超范围使用食品添加剂、非法添加有毒有害物质的情况，是否使用高风险配料等。

3) 加工用水：供水系统设计布局是否存在隐患；是否使用自备水井及其周围有无污染源。

4) 加工过程：生产加工过程是否满足工艺设计要求。

5) 成品储存：查看成品存放场所的条件和卫生状况，观察有无交叉污染环节，测量存放场所的温度、湿度等。

6) 从业人员健康状况：查看接触可疑食品的工作人员健康状况，是否存在可能污染食品的不良卫生习惯，有无发热、腹泻、皮肤化脓破损等情况。

(4) 样本采集：根据病例的临床特征、可疑致病因子或可疑食品等线索，应尽早采集相关原料、半成品、成品及环境样品。对怀疑存在生物性污染的，还应采集相关人员的生物标本。

如未能采集到相关样本，应做好记录，并在调查报告中说明原因。

2. 基于致病因子类别的重点调查　初步推断致病因子类型后，应针对生产加工环节有重点地开展食品卫生学调查。

表11-3 不同致病因子类型食品卫生学调查重点环节

环节	致病因子				
	致病微生物	有毒化学物	动植物毒素	真菌毒素	其他
原材料	+	++	++	++	+
配方		++			+
生产加工人员	++				+
加工用具、设备	+	+			+
加工过程	++	+	+	+	+
成品保存条件	++	+			+

注："++"指该环节应重点调查，"+"指该环节应开展调查。

（洪　航　许佳颖）